MANUEL

DE

CLINIQUE MÉDICALE,

OU

PRINCIPES DE CLINIQUE INTERNE,

PAR J.-V. HILDENBRAND,

Traduit du Latin, et augmenté d'une Préface, de notes Historiques, Critiques, Dogmatiques et Pratiques,

PAR

G. DUPRÉ,

PROFESSEUR-AGRÉGÉ DE LA FACULTÉ DE MONTPELLIER,
DE LA SOCIÉTÉ DE MÉDECINE-PRATIQUE DE LA MÊME VILLE,
MÉDECIN AUX EAUX MINÉRALES DE CAUTERETS, ETC., ETC.

PARIS.
Germer BAILLERE, Libraire-Editeur,
Rue de l'Ecole de Médecine, 17.

MONTPELLIER,
CASTEL, Libraire, Grand'Rue. | SEVALLE, Libraire, Rue du Gouvernement.

1849.

MANUEL

DE

CLINIQUE MÉDICALE.

MONTPELLIER, IMPRIMERIE L. CRISTIN et Cie, rue du Palais, 36.

DE

CLINIQUE MÉDICALE,

OU

PRINCIPES DE CLINIQUE INTERNE,

PAR J.-V. HILDENBRAND,

Traduit du Latin, et augmenté d'une Préface, de notes Historiques, Critiques, Dogmatiques et Pratiques,

PAR

G. DUPRÉ,

PROFESSEUR-AGRÉGÉ DE LA FACULTÉ DE MONTPELLIER,
DE LA SOCIÉTÉ DE MÉDECINE-PRATIQUE DE LA MÊME VILLE,
MÉDECIN AUX EAUX MINÉRALES DE CAUTERETS, ETC., ETC.

PARIS,
Germer BAILLERE, Libraire-Editeur,
Rue de l'Ecole de Médecine, 17.

MONTPELLIER,
CASTEL, Libraire, Grand'Rue. | SEVALLE, Libraire, Rue du Gouvernement.

1849.

PRÉFACE DU TRADUCTEUR.

Quisquis Praxim Clinicam, sed solidam et verè medicam, constituere cogitat, is ex quibus qualibusque constet Homo, antè omnia cognoscere satagat (1).

(*Franciscus Deleboe, Sylvius, Opera omnia. Disputationes de Febribus, in-4°, Amstelodami, pag. 47.*)

Le nom si justement célèbre de l'auteur du Manuel de Clinique Interne, dont je donne aujourd'hui une édition française, suffit pour recommander ce livre à la considération du Public médical, et à l'attention des Elèves auxquels il est principalement destiné.

Valentin Hildenbrand a été en effet l'un des

(1) Que celui qui songe à jeter les fondements d'une Pratique Clinique réellement médicale et inébranlable, n'oublie pas que son premier devoir est de connaître l'Homme et tous les éléments qui le composent.

plus grands Cliniciens de cette illustre Ecole de Vienne, émanation directe de celle de Boerhaave, que le milieu du dernier siècle a vu naître et qui a tant contribué à répandre dans l'Europe médicale le goût des Etudes Cliniques.

Il y fut le successeur et le digne émule de Stoll, qui est considéré, à bon droit, comme l'un des plus grands praticiens des temps modernes; il y apporta le résultat de ses observations et le fruit de l'Expérience qu'il avait acquise dans les diverses contrées de l'Allemagne, qu'il habita successivement, et il sut se faire distinguer de bonne heure, dans cette chaire, où c'était déjà un grand honneur que de s'asseoir après un tel maître.

Il dégagea l'Enseignement Clinique de l'Esprit de système que le souvenir encore vivant de Boerhaave y entretenait, et que l'ardente imagination de De Haen y avait trop favorisé. En le réduisant à l'observation pure, à l'interprétation légitime des phénomènes, il l'agrandit et le perfectionna. Il lui consacra tout son temps, il en fit le but exclusif des efforts de son intelligence, il lui sacrifia sa fortune et les soins de sa renommée. Ce livre, peu connu aujourd'hui, malgré plusieurs éditions latines, est la plus éclatante preuve de sa constante sollicitude à cet égard.

Pour en comprendre toute la valeur, pour apprécier avec justesse son utilité réelle, il suffit d'avoir constaté les difficultés immenses qui attendent les Elèves au seuil des Etudes Cliniques. L'Enseignement de cette partie de la médecine m'a souvent fourni l'occasion de voir des jeunes gens, que le fastidieux et pénible labeur de l'anatomie n'avait pas rebutés, que la contention d'esprit et la réflexion profonde qu'exige l'intelligence des Dogmes de la Physiologie et des principes de la Pathologie avaient laissés inébranlables, fléchir et prêts à perdre courage en présence des embarras de l'observation clinique. Dans la Didactique théorique, l'Elève est pour ainsi dire passif; la parole du maître tombe, du haut de la chaire, sur le champ de son intelligence, s'y développe et y fructifie proportionnellement à la culture qu'il a préalablement reçue, et à la méditation fécondante qui la suit. A la clinique, au contraire, le Disciple est obligé de chercher lui-même le sujet de ses réflexions ultérieures, et cette investigation inaccoutumée, au milieu de la multitude des objets qui l'environnent, des préoccupations de son esprit et des émotions de son cœur, le trouble, l'arrête et trop souvent le décourage. Les obstacles sont tels, que le zèle et l'assiduité incessants, pendant la durée officielle des Etudes cliniques, suffisent à peine pour les aplanir, et que les jeunes médecins ont encore beaucoup à lutter contre eux, alors qu'ayant abandonné l'Ecole, le fardeau de la responsabilité vient s'ajouter à toutes les difficultés de la pratique qu'ils abordent. Sydenham, qui les avait surmontés par sa persévérance et sa puissante sagacité, recommandait aux Elèves de suivre son exemple, c'est-à-dire, de n'apprendre la médecine que dans les hôpitaux et au lit des malades. Cette méthode, qui peut faire de vrais médecins alors qu'elle est suivie par des hommes que la nature a faits observateurs, et qu'elle a doués, comme l'illustre Anglais, d'un Génie particulier, ne conduira qu'à l'Empirisme les hommes ordinaires qui la mettront en Pratique. Hildenbrand a très bien compris et proclamé, dès le début de son livre, que pour être fructueuse, l'Etude de la clinique devait être précédée d'études théoriques complètes, et qu'avant de pratiquer l'Art, il est indispensable de connaître la Science. Malgré tout, et quelque sérieuse qu'on suppose cette instruction préalable, les embarras de son application sont immenses, et c'est en vue de les diminuer que cet ouvrage élémentaire a été rédigé.

Il présente, en effet, le Programme de toutes les choses qu'il faut étudier à la Clinique médicale; il indique la méthode à suivre pour recueillir tous les Eléments qui doivent servir à donner la notion précise de la maladie actuelle; il énumère toutes les circonstances qui doivent fixer l'attention de l'Elève, soit dans le malade lui-même et dans les aptitudes spéciales de sa nature, soit dans les circonstances extérieures qui ont agi sur lui pour les créer, les agrandir et les mettre en jeu; il présente un véritable plan d'examen, qui doit être compris et suivi par celui qui veut devenir Praticien; c'est enfin, un abrégé de tous les devoirs du médecin au point de vue de la pratique, devoirs scientifiques, devoirs professionnels, devoirs moraux.

Donner l'intelligence du langage de la nature,

et la méthode la plus sûre de l'interroger, c'est le double but de l'enseignement clinique. Les Phénomènes morbides par lesquels les maladies se manifestent, c'est-à-dire les symptômes, peuvent être considérés comme des mots au moyen desquels la nature souffrante exprime ses *Idées*, c'est-à-dire les affections morbides dont elle est atteinte (1). Leur ensemble constitue des phrases que l'Elève doit savoir lire et comprendre, pour que l'interprétation qu'il leur donne puisse servir à diriger sa conduite ultérieure. Un médecin qui se contenterait de constater l'existence des phénomènes et de les enregistrer, sans en pénétrer la signification, serait entièrement semblable à un homme en présence duquel on parle une langue inconnue. Les sons qui frappent ses oreilles n'arrivent pas jusqu'à son intelligence, et ne peuvent, par conséquent, exercer aucune influence sur ses déterminations (2).

---

(1) Depuis Galien et surtout depuis Van-Helmont, tous les Institutistes se sont servis de cette expression *Idea morbi*, comme synonyme d'Affection morbide.

(2) Je ne suis point l'auteur de cette comparaison : le savant Professeur Récamier l'employait fréquemment dans ses leçons ; et on la rencontre plusieurs fois dans

Par le secours de l'Enseignement Clinique, l'Elève doit arriver à cette interprétation indispensable, et par suite à la connaissance de la constitution complète des maladies. Le fait Pathologique doit y être vu non pas seulement dans son état actuel, mais dans tout ce qui se rapporte aux procédés de sa formation originelle, aux phases successives, continues ou périodiques, lentes ou rapides de son développement, au nombre des affections Elémentaires qui le constituent, aux transformations organiques qu'il entraîne, aux substitutions ou métaschématismes qu'il subit, aux terminaisons variées qu'il affecte, au mode d'influence que les agents de l'hygiène ou ceux de la matière médicale exercent sur lui, enfin, à ses conséquences bonnes ou mauvaises, avantageuses ou perverses par rapport à l'individu qui le subit. La Clinique n'est donc ou ne doit être que la Pathologie Générale en action, mais la Pathologie Générale telle qu'on l'Enseigne à

---

l'un des ouvrages les plus fortement pensés et les plus utiles du Professeur Golfin: *De l'occasion et de l'opportunité en matière de Thérapeutique*, pag. 68, etc.

Montpellier et telle qu'elle y a été formulée en 1838 (1).

Il ne suffit donc pas que le Professeur de Clinique soit seulement un Grand Praticien, qui puisse en tout temps servir de modèle à ceux qui le suivent auprès du lit des malades; mais encore un savant Anthropologiste, capable de découvrir le mode d'action des causes non naturelles, en tenant compte de la contingence des actes de la vie, de redresser par un calcul rigoureux les erreurs que les éventualités diverses peuvent entraîner, de prévoir toutes les possibilités, de donner la raison de ce qu'il fait et de tout ce qu'il s'abstient de faire dans sa conduite médicale, et enfin de coordonner toutes ces idées conformément aux principes d'une véritable science.

Ce serait étrangement méconnaître l'esprit de cet Enseignement, que de le croire destiné à fournir aux Disciples un échantillon de toutes les espèces, ou même de tous les genres morbides, de telle sorte que leur conduite dans la Pratique, puisse être ultérieurement dirigée

(1) Discours sur cette question : *Qu'est-ce que la Pathologie Générale?* par M. Risueño d'Amador.

par des souvenirs appliqués conformément aux lois de l'Analogie. Un tel but, en supposant qu'il fût réalisable, ne saurait constituer jamais que cet Empirisme indigne de considération, qui amasse des provisions sans intelligence, c'est-à-dire sans choix, sans ordre, sans mesure, et qui les consomme ensuite sans discernement. Mais on comprend combien il est impossible, quand on songe qu'il ne se préoccupe que des faits connus, qu'il ne peut par conséquent s'appliquer aux faits nouveaux ou par leur essence ou par leur forme. Son impuissance serait à toute heure démontrée par les modifications innombrables que les Climats, les Professions, l'Age, le Sexe, les Tempéraments, les Idiosyncrasies et surtout les Complications impriment aux affections du même ordre. Dans la pratique, *tout se passe en Anomalies*, comme l'a dit un judicieux observateur (1) : chaque fait morbide doit y être considéré individuellement, il exige une analyse spéciale et une thérapeutique qui lui est propre. Enfin, un tel procédé conduirait, contrairement aux règles de ce der-

(1) Thyerri, Médecine Expérimentale ou résultat de nouvelles observations pratiques, in-12, Paris, p. 125.

nier principe, au Numérisme qui néglige les qualités individuelles des faits pour ne s'occuper que de leurs qualités communes; à cette méthode bizarre qui, dans son application, a présenté le singulier résultat de fournir des statistiques favorables à toutes les opinions, et qui par suite a enfanté le doute; à cette pratique monstrueuse qui conduit à l'inaction ou à des tentatives insensées, qui sacrifie d'avance et de parti pris, un certain nombre d'hommes à une mort inévitable, et contre laquelle se révoltent à la fois la raison et tous les sentiments humains. En médecine, les chiffres seront toujours des nombres, ils ne pourront jamais devenir des principes.

Or, l'Enseignement Clinique se préoccupe exclusivement des principes ; il ne veut pas que les Praticiens qu'il est destiné à former ne se conduisent qu'en faisant appel à leur mémoire; il tient à développer leur intelligence, à leur communiquer des moyens de recherche et des procédés d'analyse qui puissent les diriger au milieu du dédale des faits individuels, et que, dans tous les cas, leur spontanéité puisse s'exercer conformément aux règles d'une Philosophie et d'un Dogmatisme qu'il est chargé de fortifier. Il veut que, semblables à l'araignée qui ourdit ses toiles avec des matières qu'elle extrait de sa propre substance, ils tirent d'eux-mêmes les règles de leur pratique. Il n'est donc, ou ne doit être que l'interprétation de la nature vivante, des principes qui la gouvernent et de tous les actes vitaux dont l'agrégat humain est le théâtre ; il constitue une véritable incarnation des principes spéculatifs de la physiologie.

On confond trop souvent la *Clinique* avec la *Pratique*, sans s'apercevoir que celle-ci est le but, tandis que la première n'est que le moyen de l'atteindre. La Clinique médicale peut donc être définie l'*Enseignement de la Médecine Pratique*, c'est-à-dire l'application de tous les Dogmes de la science de l'homme, à la connaissance et au traitement des maladies.

Il suit de là que l'Action médicale qui tend uniquement à guérir les malades, c'est-à-dire la Pratique, doit avoir des procédés et des lois différents de ceux qui la dirigent, quand elle a pour but de communiquer la connaissance des moyens de guérison, et qu'elle constitue la Clinique. En Pratique, ce que le malade demande, ce que le Médecin recherche, c'est là guérison la plus prompte, ou le soulagement le plus complet possible; en Clinique, c'est aussi là le but dominant et, à ce point de vue, nulle différence entre les malades de l'hôpital et ceux du monde. Mais à côté de cet intérêt majeur, capital, il est un autre devoir non moins respectable et non moins humain, c'est celui qui regarde l'instruction des Elèves. Il importe que les méthodes thérapeutiques qu'on adopte, et les moyens de traitement qu'on préfère, aient pour but de leur démontrer, non-seulement la puissance d'un Art qui n'est jamais qu'un Agent Provocateur, mais principalement et par dessus toute chose, de leur faire voir par quelle succession d'efforts la nature, cette seule force médicatrice, à laquelle on ne peut commander qu'en sachant lui obéir, parvient à triompher des puissances destructrices, par quelle suite de mouvement elle se débarrasse des ennemis qui l'assiègent, des tendances funestes qui la dominent; comment enfin elle ramène le calme et l'harmonie, c'est-à-dire la santé, au milieu d'un système quelquefois horriblement perturbé, ou matériellement altéré. L'on ne peut comprendre cette opposition de la nature avec la maladie, c'est-à-dire avec elle-même, qu'en se rappelant le principe Hippocratique formulé de la manière suivante par Grimaud : « Tant que le corps jouit de la vie, sous quelque modification qu'elle se présente, tous les phénomènes dépendent exclusivement du principe simple qui l'anime, qui le vivifie ; principe qui, dans l'état de santé, arrête et conserve l'ensemble des qualités qui conviennent au rang qu'il occupe, et qui, dans l'état de maladie, le corrompt et le décompose, mais toujours par des moyens qui n'appartiennent qu'à lui....... Ainsi, quand on oppose la nature à la maladie, il faut entendre cette opposition de la nature, considérée successivement sous deux aspects différents ; comme appliquée à détruire le corps qu'elle anime, et à le frapper d'un caractère de dépravation qui ne peut subsister que sous l'impression de la vie, et ensuite, comme revenant à elle, et employant sa puissance à réparer le mal qu'elle a fait (1). »

Ce qu'il faut donc demander à l'Enseigne-

---

(1) Grimaud, Cours complet de Fièvres, t. I, pag. 196.

ment Clinique, ce qu'il faut attendre de lui, c'est moins la notion définitivement complète des Principes qui constituent l'art et le résument, que les procédés d'observation qui donnent le moyen de l'acquérir et de la vérifier...... L'Observation, cette action mutuelle et successive des sens et de l'intelligence, qui constate l'existence matérielle des phénomènes à mesure qu'ils se produisent, et qui par un effort de l'esprit les pénètre, les décompose, les analyse, ponr en chercher la raison suffisante, la valeur, le sens et la loi.

L'Art d'observer et d'interpréter en Clinique, n'est donc autre chose que l'application de la méthode Expérimentale, à la connaissance de l'homme, de ses maladies et de leur traitement. Elle consiste à n'accepter jamais que des vérités de fait, à n'établir des lois générales ou des principes que d'après l'examen attentif et complet du plus grand nombre possible d'observations, comparées et combinées entre elles, à ne s'élever à la connaissance des causes que par celle des Phénomènes, à ne multiplier ou restreindre le nombre des puissances actives que conformément aux lois de l'induction, et enfin à ne considérer jamais ces principes d'action que comme des formules génériques, qui facilitent la classification des faits et en établissent les rapports. Hippocrate a le premier signalé les avantages d'une telle philosophie dans les sciences naturelles, et il l'a appliquée à la médecine. Il doit, pour ce motif, être considéré comme le Précurseur de Bâcon, qui ne la généralisa que plus de 2,000 ans après.

Ainsi, constater l'existence des Phénomènes, en chercher les causes et en pénétrer les tendances, c'est la base et le triple but de toute science Pratique. La Clinique bien comprise n'en peut pas avoir d'autre. La première notion constitue la science du *Diagnostic*, la seconde celle de l'*Anamnestique*, l'une et l'autre conduisent à la troisième qui est la science du *Pronostic*, et de leur ensemble résulte la *Thérapie*, c'est-à-dire la science des Indications et des moyens de les remplir. Hippocrate avec la concision ordinaire de son langage, avait résumé ces principes dans la phrase suivante : *Prœtertia discito*, *Prœsentia cognito*, *prœdiscito Futura* (1). En-

(1) Connaître le passé, constater le présent et prévoir l'avenir.

semble, ils constituent cette science que les Grecs désignaient sous le nom de *Diagnose*.

Tout est là : le fait morbide qui s'empare du présent a été, dans la plupart des cas, le produit longtemps inaperçu du passé, et il est incontestable, aux yeux de tout homme de sens, qu'on n'en peut avoir une notion complète et philosophique, qu'en étudiant avec soin toutes les circonstances qui en ont précédé et préparé la manifestation. La Clinique moderne qui prend pour base et pour point de départ les dogmes Anatomiques de l'Ecole Organicienne, qui ne veut voir dans l'agrégat humain qu'une machine, et dans les maladies dont il est atteint, que les dérangements mécaniques, des rouages qui la composent, la clinique moderne a tout borné à la contemplation directe et exclusive des phénomènes actuels. Elle a par conséquent tronqué le problème. En le simplifiant ainsi, elle a anéanti l'Anamnestique, qui n'est, à vrai dire, que la science Etiologique elle-même, c'est-à-dire, la connaissance de toutes les causes qui ont concouru à la formation du fait morbide, et la notion des procédés divers de leur action. Le Pronostic n'a plus été dès-lors que la déduction nécessaire du Diagnostic, et le jugement qui le constitue toujours uni, par un rapport nécessaire, à la gravité du désordre et à l'importance de l'organe altéré.

La question ainsi restreinte, elle l'a remuée jusque dans les plus grandes profondeurs; elle a disséqué, analysé, décomposé, contemplé sous tous les points de vue, les liquides et les solides du corps humain; elle a invoqué le secours de l'Inspection, de l'Auscultation, de l'Odoration, de la Dégustation, de la Palpation, de la Percussion, de la Succussion, de la Pression, de la Mensuration, de la Pondération; en appelant à son aide les instruments de la physique les plus puissants, et les réactifs de la chimie les mieux appropriés, elle a prodigieusement étendu le domaine de tous les sens, et créé presque la Séméïotique Anatomique, qui, si elle n'est pas nouvelle par son esprit, peut être considérée comme telle par les procédés ingénieux qui en ont agrandi le champ et perfectionné l'application.

Le livre que je traduis est évidemment audessous des besoins actuels de la science, à ce point de vue. Bien que la première édition soit de 1806, il a été composé vers les dernières années du siècle passé. A cette époque, Awenbrugger (1) venait à peine de publier son traité de la Percussion, et l'Auscultation, cette grande ressource de la clinique interne au point de vue symptomatique, la Micrographie et la Chimie Organique n'existaient pas encore. C'est dans les ouvrages de ce siècle qu'il faut chercher les détails relatifs à ces procédés, ainsi que les modes de leur application.

Mais, je l'ai dit, ce n'est là qu'un côté de la question et le moins important sans doute. L'exclusion avec laquelle on l'a étudié a été plus nuisible qu'avantageuse aux progrès de la clinique; les hôpitaux se sont peu à peu transformés en Amphithéâtres de dissection, ou en laboratoires de chimie; l'Etat du Pouls n'a été calculé qu'un chronomètre à la main, l'existence de la Fièvre n'a été constatée que par le papier de tournesol, appliqué sur la langue,

(1) *Leopoldi Awenbrugger inventum novum ex percussione thoracis humani ut signo obstrusos interni pectoris morbos detegendi. Vindobonæ* 1763.

par le thermomètre mis en contact avec la peau, les indications thérapeutiques ont été demandées à la composition chimique du sang, etc. Le Diagnostic est ainsi devenu d'une facilité séduisante, les Elèves ont compris qu'il ne devait plus être le privilège d'une longue expérience, et que des sens convenables et convenablement exercés fourniraient le moyen de l'atteindre dans tous les cas. Fiers de leurs procédés exacts et de leur *science positive*, les médecins de cette Ecole ont négligé, repoussé ou bafoué les grands dogmes Anthropologiques de la médecine Antique. Absorbés tout entiers par le soin des connaissances historiques, ils ont mis de côté toutes les notions généalogiques, c'est-à-dire philosophiques. La Spontanéité du système humain et son Autocratie, ont été remplacées par l'idée de Réaction; toutes les causes ont été désignées sous le nom vague de *Modificateurs*, et la grande, belle et difficile doctrine de la Causalité, qui peut être considérée comme un critérium pour juger les systèmes et ceux qui les inventent, l'art et ceux qui le pratiquent, sans laquelle la médecine est une lettre morte, et la thérapeutique un Empirisme méprisable, a été anéantie. Au milieu des détails techniques des faits matériels, ils ont perdu de vue le pouvoir indéfini de la nature, pour la production comme pour la guérison des maladies; la loi inviolable de respecter ce pouvoir, en s'appliquant à le diriger; la distinction des temps auxquels le médecin doit agir et ceux où il doit se renfermer dans les bornes d'une prudente expectation. Toutes les observations anciennes relatives à la marche des maladies, à la succession de leurs périodes, à leur évolution, aux procédés divers de leur solution, aux crises qui s'y accomplissent et au travail d'élaboration qui les précède et les prépare, ont été non moins méconnues. On n'a plus songé à l'Etude des causes finales, c'est-à-dire, aux rapports qui existent entre la maladie actuelle et les besoins du système qui la subit, entre la douleur et les dangers qu'occasionnent sa présence et les avantages que peut entraîner sa solution régulière. Enfin, l'on a également laissé de côté le fait capital de l'identité des causes, dans des maladies d'apparences diverses, et la possibilité d'étudier la nature ou l'essence d'une affection dans le traitement qui lui convient. Tous ces principes fondamentaux, connus, jugés, admis, comme des Axiomes par l'antiquité et par ceux qui renouvelèrent la médecine au 16e siècle, ont été abandonnés ou proscrits. Mais s'ils avaient lutté avec succès contre les violentes attaques d'Asclépiade, de Paracelse, de Van-Helmont, ce n'était pas pour succomber au 19e siècle, en présence d'adversaires moins redoutables peut-être : ils ont résisté à ce dernier naufrage, et pendant la tempête, ils ont été recueillis, conservés et agrandis au sein de l'Ecole Allemande de la fin du dernier siècle et de celle de Montpellier.

Ainsi donc, la Clinique moderne n'a étudié que la forme des maladies sans se préoccuper de leur nature, ou plutôt elle a confondu et uni ces deux modes par un lien nécessaire. Pour elle, en effet, la nature, d'une maladie « c'est le » mode de lésion subi par les organes, soit que » cette lésion réside dans les parties solides, soit » qu'elle siége dans les liquides dont ces organes » sont composés, soit qu'elle affecte à la fois les » uns et les autres (1). » Elle ne va pas au-delà.

(1) Bouillaud, Essai sur la Philosophie médicale et Considérations sur la Clinique interne, pag. 284.

Renouvelant les éternelles disputes des humoristes et des solidistes, pour savoir où réside la première altération morbifique, si c'est dans les fluides ou dans les solides du corps humain, elle perd de vue le point important de la question; elle oublie que de tels débats sont sans utilité pratique, et par conséquent sans intérêt pour les véritables Cliniciens, qui portent leur attention plus loin, et qui la concentrent tout entière sur les affections de l'*Impetum faciens* (1), de cette cause créatrice, conservatrice et destructrice des uns et des autres. Bordeu a souvent comparé la Génération des maladies, à la génération des êtres vivants; ce rapprochement est juste à plus d'un point de vue : de même en effet, que dans ce dernier phénomène, l'organisation, c'est-à-dire l'agrégat matériel n'est qu'un résultat, qu'il se présente comme la conséquence de l'action d'une cause préétablie, et que l'existence des liquides précède la formation des solides, de même aussi dans la Genèse des affections pathologiques, il importe, sous peine de s'égarer, de remonter toujours jusqu'à

(1) Qui donne le mouvement. (Hipp.)

la force vitale, cette merveilleuse unité d'où découle tout pouvoir zoonomique, et d'où proviennent, par conséquent, les altérations des Humeurs et des solides. La nécessité de ne s'arrêter qu'à ce principe initial, dans la chaîne des successions pathogéniques, est démontrée jusqu'à l'évidence par la thérapeutique. Pour détruire les altérations vicieuses de la crase des liquides, pour réparer les désordres organiques des solides, se fie-t-on à des remèdes réputés efficaces, seulement d'après l'action chimique qu'ils exercent sur les parties hors du corps? Les illusions, les mécomptes, les contradictions de la secte chimique nous détourneraient sûrement de ces tentatives, en supposant que la Pratique ne nous fît pas voir, chaque jour, la nécessité de recourir aux moyens que l'expérience nous signale, comme propres à provoquer dans la cause primitive des déterminations opposées à celles qu'il nous importe d'empêcher.

Les philosophes sérieux, qui ont réfléchi profondément sur la nature de l'homme, pensent à cet égard, comme Hippocrate, le plus grand des médecins philosophes. Joseph de Maistre a dit, avec une haute raison, et un bon sens peu commun, que nulle maladie interne ne saurait avoir une cause matérielle, et qu'il est impossible de connaître la nature des affections, si on ne la cherche dans l'*Indivisible* dont elle émane (1). Or, pour arriver jusque-là, l'application des sens et la constatation des phénomènes sont évidemment insuffisantes. Ce n'est que par le secours des efforts de l'esprit, qu'il est possible d'acquérir la connaissance de la constitution intime des maladies et la notion de leurs causes, sans lesquelles il n'est point de médecine, c'est-à-dire point d'Hygiène, de Macrobiotique, de Pathologie, de Thérapeutique. Ces divisions capitales ne sont, en effet, que les parties d'une science unitaire, qui est celle de la *Nature de l'Homme* ou *Physiologie Humaine*, dont les modernes ont altéré l'esprit, en la bornant à la connaissance des fonctions Hygides, et en séparant violemment la Pathologie et la Thérapeutique qui n'en sont qu'une émanation, et qui ne présentent quelque certitude, qu'autant qu'elles

---

(1) Soirées de Saint-Pétersbourg, pag. 15, et note VI, pag. 64.

s'appuient sur elle. Barthez, et en général l'Ecole de Montpellier, ont conservé au mot Physiologie le sens véritablement Hippocratique (1). Ce sens est celui qui le rend synonyme de l'expression *Science de la Nature Humaine*. Or, que l'on considère la Nature de l'homme sous le rapport Hygide, et que l'on se propose de fixer les Principes de la conservation de la santé ; ou bien qu'on l'examine au point de vue Pathologique, et que l'on ait pour but de connaître les maladies dans leur Formation, leur Nature, leurs Aspects divers, dans l'action que les moyens thérapeutiques exercent sur elles ; ou enfin, qu'on la contemple sous le rapport de l'Amélioration et de la Prolongation de la vie, c'est-à-dire au point de vue Macrobiotique, on demeure toujours dans le cadre, immense il est vrai, mais bien limité de la Physiologie. L'unité de cette science est telle, que les séparations

---

(1) M. Lordat a indiqué l'étendue, et précisé les limites de cette vaste science, dans un livre aussi remarquable par la puissance de la conception, que par l'immensité des faits qu'il renferme. Il a pour titre : *Ebauche du Plan d'un traité complet de Physiologie humaine*. Montpellier, 1841.

scolastiques, les coupures arbitraires qui la divisent, s'appellent réciproquement et se confondent incessamment entre elles. Ainsi, l'histoire de l'homme malade présente des affections qui, par leur *Acte*, sont du domaine de la Pathologie, tandis que par leur *But*, elles rentrent dans la Macrobiotique. Il en est plusieurs en effet, qui tout en étant un mal absolu, sont un bien relatif. Semblables à l'idée chrétienne, qui nous donne le courage de supporter les misères de cette vie, en nous laissant entrevoir dans l'avenir une existence meilleure, elles ne nous causent des douleurs et ne nous exposent à des dangers actuels, que pour nous préparer une santé plus ferme et plus inattaquable. Toutes les maladies *Récorporatives* qui épurent les humeurs et qui modifient les solides du corps humain, remplissent évidemment le but Macrobiotique. Il n'est donc ni raisonnable ni possible de considérer chacune des divisions didactiques de la médecine, comme des sciences propres, indépendantes; elles se fondent toutes dans une seule et grande unité, qui est la science de la nature humaine. L'Homme est unitaire, et la science dont il est l'objet ne peut être vraie, qu'à condition d'être unitaire comme lui. Ainsi, la Médecine peut se réduire à deux divisions principales : 1° *la Physiologie*, c'est-à-dire la science de l'homme bien portant ou malade, du mode d'action que les modificateurs Hygiéniques ou Thérapeutiques exercent sur lui dans les diverses circonstances de son évolution Biotique ; 2° *la Clinique*, c'est-à-dire l'application des principes de la Physiologie à la détermination et au traitement des maladies. La première est la *Science*, la seconde est l'*Art*; l'une la *Théorie*, l'autre la *Pratique*. On voit dès-lors en quelle union puissante se confondent la *Raison* et l'*Interprétation*, comment la Science et l'Art se pénètrent invinciblement. Celui-ci ne saurait avoir, en effet, d'autre solidité, que celle qu'il emprunte à la science dont il procède, et il n'est réellement Art que lorsqu'elle l'a fait tel. Tout principe qui ne tend pas directement à éclairer la Pratique est inutile ou dangereux; de même toute pratique qui ne peut pas être justifiée par un principe, constitue un Empirisme inacceptable. La légitimité des théories peut donc être toujours appréciée par les succès de l'art qui en découle ; et si l'Ecole Allemande de la fin du 18e siècle, si celle de Montpellier se distinguent entre toutes, par l'incontestable supériorité de leur Pratique, elles ne doivent certainement cet avantage qu'à l'appui que lui donnent les Dogmes Anthropologiques sur lesquels elles se fondent. La Clinique est donc à la fois un moyen d'investigation et un procédé de contrôle.

De tout ce qui a été dit jusqu'ici, il résulte que, pour que la science soit *lumineuse*, et la Pratique qui en découle *utile*, deux conditions sont indispensables : la première, celle de connaître l'homme, agrégat complexe qui doit être étudié dans les Eléments physiques et métaphysiques, mécaniques et dynamiques qui le composent ; qui doit être considéré dans toutes les circonstancces de sa vie, dans toutes les périodes de son évolution, dans la manière dont il accepte, repousse ou neutralise l'impression des causes multiples et variées, hygiéniques ou délétères, morales ou thérapeutiques. La seconde, de ne jamais oublier le but de la médecine qui peut se résumer ainsi : aider la nature dans l'accomplissement de ses lois, c'est-à-dire faire que l'homme se développe régulièrement, résiste avec succès à l'action des causes divellentes qui l'assiégent, accomplisse avec perfection les actes divers de sa destinée, répare les désordres accidentels auxquels il est exposé et prolonge sa carrière aussi loin que possible.

Or, si l'homme est composé d'éléments matériels et de puissances métaphysiques, les sens et leurs applications diverses, l'anatomie et toutes les sciences qui la perfectionnent et l'agrandissent, ne nous donneront jamais les moyens de le connaître entièrement. Pour en avoir une idée complète, il faut, suivant l'expression de Bâcon, abandonner Vulcain pour invoquer Minerve, c'est-à-dire chercher au moyen de l'esprit, ce que les sens ne peuvent apercevoir, remonter des résultats à leurs causes, des instruments à ce qui les fait mouvoir, de la texture du corps humain à ses qualités spécifiques. De même, en Pathologie, par le phénoménalisme, par la comtemplation et l'énumération des symptômes, on arrivera tout au plus à connaître ce que l'illustre Chancelier appelle le *Progrès caché*, c'est-à-dire, la modification de texture des parties intérieures, l'action des causes matérielles efficientes qui constituent la séméïotique Anatomique, mais on ne parviendra que rarement, par leur secours, à ce qui constitue la véritable nature des maladies, qui doit être le point de mire de tous les efforts du Praticien. Quand je parle de la *Nature* des maladies, je ne songe pas à leur Essence, qui est aussi impénétrable que celle de la vie dont elles ne sont qu'une modification; j'entends seulement indiquer le résultat de cette opération de l'esprit qui consiste à rapprocher les affections morbides qu'on observe, d'autres objets mieux connus; à les séparer de ceux avec lesquels on peut les confondre; à signaler les points capitaux qui, dans les causes, les symptômes, les altérations organiques, le traitement, les différencient. Déterminer la nature d'une maladie, c'est la décomposer en ses divers éléments, pour arriver à son principe initial, à sa cause Génératrice. Par ce moyen, on constate ce qu'elle présente de spécial; on découvre la raison suffisante de son existence et l'on fixe la thérapeutique qui lui convient. Ce travail d'Analyse constitue le Diagnostic complet, et l'enseignement clinique est destiné à en faciliter l'exercice. On voit par là combien sont également éloignés de la vérité les médecins et les Philosophes qui ont eu le dessein, soit de déroger à l'autorité des sens, soit de négliger les ressources de l'entendement. Il n'est de science médicale réelle et utile que par l'association de ces deux puissances. Les sens recueillent les matériaux et les fournissent à l'intelligence qui les féconde. Sans eux, les efforts de l'esprit seront hypothétiques ou imaginaires, et par conséquent dangereux. Les faits sont le lest qu'il importe d'attacher aux ailes de l'imagination pour l'empêcher de s'égarer ; ils lui sont aussi nécessaires que le grain à la meule, pour qu'elle ne tourne pas dans le vide, et ne se consume pas en efforts impuissants.

Ainsi, connaître la nature intime d'une maladie, ou la modification vitale qui la constitue, par l'analyse de tous les éléments qui la composent, par l'étude approfondie des causes internes ou extérieures qui l'ont préparée et fait éclore, par la contemplation et l'interprétation de tous les symptômes actifs, opératifs ou anénergétiques (1) qui la manifestent, par l'examen

(1) *Anenergesia,* inefficacité, inaction, inertie.

scrupuleux de leur mode de succession, par les tendances qu'on y observe et par la notion du but vers lequel elles marchent : arriver par suite à déterminer les indications et à préciser les moyens les plus convenables pour les remplir, tels sont, en résumé, les opérations qui constituent l'enseignement clinique. De leur réunion résulte ce que l'on nomme la médecine d'Observation, ou la médecine Naturelle et Hippocratique. Celui qui la pratique doit s'attacher principalement à découvrir la nature, le degré et le but de la synergie médicatrice; à en respecter les efforts lorsqu'ils sont réellement utiles; à demeurer spectateur tranquille de leur évolution régulière; à les réprimer s'ils deviennent violents ou impétueux; à les augmenter s'ils manquent d'énergie; à les détourner s'ils prennent une direction vicieuse; enfin, à ne pas hésiter à les combattre directement et énergiquement, s'ils sont en opposition avec les intérêts du système, et s'ils tendent à sa ruine.

Il est à cet égard une observation générale que la clinique doit mettre en lumière et que Hildenbrand, qui n'a pas connu les méthodes thérapeutiques de Barthez, n'a pas signalée, savoir : que lorsqu'il convient de favoriser les mouvements spontanés de la force médicatrice, les moyens les plus doux sont ceux qu'on doit toujours préférer; tandis que lorsqu'il faut marcher dans une voie contraire à celle des efforts de la nature, et s'opposer à leurs tendances perverses, c'est par l'action la plus prompte, la plus énergique, et par l'usage des remèdes les plus puissants qu'il faut y parvenir. Botal a vu les petites saignées échouer dans la Peste, tandis que les saignées abondantes et répétées réussissaient assez souvent; Sydenham a fait la même observation au sujet des fièvres Pestilentielles etc., etc.

Je l'ai dit, l'Enseignement clinique moderne, les livres de Pathologie générale, ou les Manuels de médecine pratique qui ont été publiés depuis le commencement de ce siècle, n'ont pas embrassé le problème dans toute l'immense étendue qu'il présente. Ils se sont attachés exclusivement à la forme des maladies, à leur *progrès caché*, c'est-à-dire, à la connaissance des modifications intérieures de texture qu'elles entraînent, et ils ont cherché à la découvrir à l'aide de tous les instruments que l'art a imaginés ou perfectionnés. Les résultats qu'elle obtient par leur secours, au point de vue du Diagnostic anatomique, sont réellement merveilleux dans quelques circonstances. Mais suffit-il de savoir que dans une Apoplexie, il existe une congestion des vaisseaux sanguins intrà-crâniens, ou qu'une hémorrhagie s'est effectuée dans la substance cérébrale? Suffit-il d'être assuré que cet Epanchement occupe le corps strié ou la couche optique, qu'il a envahi ces organes du côté droit ou du côté gauche? Comme les notions de cette espèce, ne révèlent que des caractères extérieurs de la maladie, et qu'elles n'en indiquent pas la nature affectionnelle, il est évident qu'on ne peut fonder sur elles que des indications secondaires. Si elles éclairent, jusqu'à un certain point, le Pronostic, si elles servent à diriger l'emploi des moyens de révulsion ou de dérivation, elles ne peuvent conduire aux indications fondamentales. Celles-ci se puisent à d'autres sources. Pour les constituer on est obligé d'invoquer la connaissance des prédispositions naturelles ou acquises, de l'âge du malade, de toute sa biologie antérieure, de l'état atmosphérique actuel, des causes occasionnelles qui peuvent avoir provoqué l'apparition du mouvement fluxionnaire, des conditions qui l'ont préparé, dirigé et accompli. Ce n'est que par la combinaison de toutes ces recherches qu'on peut arriver à la véritable *nature* de l'apoplexie, et en supposant que du sang soit accumulé congestionnellement dans les vaisseaux du cerveau, ou extravasé dans la propre substance de cet organe, ce n'est que par leurs secours qu'on parviendra à savoir, si ces altérations tiennent ou à la suppression d'une hémorrhagie qui s'accomplissait habituellement par d'autres lieux, ou à l'accumulation d'aliments dans les voies digestives, ou à un spasme hystérique fixé sur les organes de la cavité abdominale, comme Hoffmann l'a observé, etc., etc. Enfin, c'est par là seulement qu'on fixera la question de savoir si du sang doit être tiré et par quelle voie; s'il vaut mieux recourir aux évacuants des premières voies et en quel moment; ou si enfin, il convient d'appeler à son aide les anti-spasmodiques, à l'exclusion de tout le reste.

Un Rhumatisme se guérit en peu de temps par les émissions sanguines; un autre, dont les formes sont identiques, est enlevé promptement par les sudorifiques excitants, suivant la méthode de Lob, un troisième nullement différent des deux premiers, au point de vue phénoménal, résiste obstinément à tous les efforts de le thérapeutique, semble se jouer des obstacles qu'on lui oppose, et poursuit régulièrement sa marche, jusqu'à une solution naturelle : qu'importe dès-lors de savoir que cette maladie siège dans le tissu fibreux, dans les membranes synoviales, dans le tissu cellulaire sous synovial ; qu'elle provient d'une coagulation de la lymphe suivant les uns, d'une viciation dans la force de situation fixe suivant les autres, etc, si par la connaissance de ces sièges ou de ces théories on n'est pas conduit au choix de la méthode thérapeutique la plus convenable dans un cas donné ?

Que m'importe que le stéthoscope révèle l'existence d'un engouement du tissu pulmonaire, ou celle d'un épanchement d'eau dans l'une des cavités pleurales, si ces faits ne me disent pas en même temps, dans quel cas il faut préférer la méthode Antiphlogistique, les Vésicatoires, l'Emétique à haute dose, etc., etc. ?

Que m'importe que l'analyse chimique indique qu'il existe un excès de fibrine dans le sang de tel pneumonique, dont la maladie réclame la méthode antiphlogistique, alors qu'elle me fait voir la même condition dans le sang d'un scorbutique, qui n'a nul besoin des mêmes secours?

Que m'importe, enfin, que la micrographie me démontre une diminution des globules sanguins dans une hydropisie, alors que cette notion ne me dit pas par quel moyen je pourrai convenablement attaquer la cachexie séreuse?

Ainsi donc, au-dessous des conditions formelles révélées par la séméïotique anatomique, et par les instruments dont elle invoque le secours, il existe des conditions d'un ordre différent, que les procédés de cette espèce ne peuvent faire connaître, qu'il faut pénétrer par d'autres moyens que ceux du phénoménalisme, de la symptomatologie, de la froide et sèche Nosologie.

Or, à ce point de vue, le livre que je traduis s'éloigne complètement de ceux qui ont été récemment publiés : il présente le problème clinique dans toute son étendue, sa complexité, sa difficulté, et c'est pour ce motif qu'il me semble réellement utile. Tout en reconnaissant son incontestable supériorité, je ne me fais pas cependant illusion sur ses défauts, ou, pour mieux dire, sur ce qui lui manque. Si j'ai proclamé l'exagération et l'impuissance pratique des dogmes de l'école Anatomique, je n'ai jamais nié leur utilité relative ; et loin de repousser le secours des méthodes qui les prennent pour base, j'ai toujours pensé qu'il fallait les accepter avec empressement, en user dans la limite de leur pouvoir, et en interpréter les résultats suivant les préceptes d'une saine philosophie. La véritable clinique ne peut se faire, qu'en combinant dans une juste proportion, les riches faits de détail de l'observation moderne ou contemporaine, avec les vues supérieures de la Doctrine d'Hippocrate. Oui, sachons être justes envers tous : l'école organicienne moderne a rendu des services incontestables à la symptomatologie et à la nosologie. Qui pourrait nier les avantages de cette partie de la séméïotique qu'elle a tant agrandie et pour ainsi dire créée, en perfectionnant la science des altérations organiques? Celle-ci n'est devenue fausse et trompeuse, que lorsque abandonnant la voix tracée par

Bonnet et Morgagni, Bichat et les Carthésiens modernes qui ont suivi ses traces, n'ont plus voulu la borner à l'explication de la mort et de la maladie, mais ont prétendu pénétrer par son secours, jusqu'au sanctuaire impénétrable de la vie, et deviner les procédés de la force Plastique. L'Ecole de Vienne a su maintenir les grands principes Hippocratiques de Diagnostic et de Thérapeutique, on les retrouve tous dans l'ouvrage qu'on va lire. L'Ecole de Montpellier, illustre devancière de cette dernière au point de vue pratique, l'a de beaucoup dominée, en cherchant à perfectionner la clinique, par la connaissance de plus en plus approfondie de l'homme tout entier. Elle a rendu un immense service à la Didactique, en améliorant la Doctrine de l'*Affectibilité*, et en donnant le moyen d'éclairer le mode morbide affectif, en le comparant avec la Passion morale. Cette comparaison et toute la lumière qui en découle repose sur les motifs suivants : 1° le Dynamisme Humain ne saurait être expliqué par les lois de la physique et de la chimie. Stahl l'avait démontré contrairement aux idées de Descartes, et il n'y a rien à ajouter aux preuves qu'il en a données.

2° Ce Dynamisme est double et se compose de deux puissances actives : la cause de la vie et la cause de l'intelligence. Ces deux causes sont du même ordre métaphysique, c'est-à-dire qu'elles ont des tendances déterminées et un but. Elles ne sont pas identiques, mais analogues (1).

3° La facilité avec laquelle nous étudions la seconde en la contemplant en nous-même par la réflexion, ou en l'observant chez les autres, facilite et éclaire toutes les notions qui nous sont nécessaires sur celle dont nous n'avons pas conscience.

Cette ressemblance des deux états vitaux et psychiques, et la possibilité de la comparaison qui en résulte, est un trait de lumière. Vaguement entrevu par Galien, reproduit avec non moins d'indécision par Fernel, il a été repris à Montpellier où les travaux de M. Lordat l'ont rendu populaire. Rien n'est plus remarquable que le profond Parallèle qu'il en a

---

(1) Voir Lordat, de l'Incénescence du sens intime Humain, in-8°, Montpellier 1844.

tracé, dans un ouvrage que j'ai déjà plusieurs fois cité (1).

Les points de similitude qui intéressent principalement la Clinique sont les suivants : 1° l'*Affection Morbide*, c'est-à-dire, le mode vicieux de la force vitale qui la constitue, comme la *Passion Morale*, ne peuvent être connus que par l'ensemble des phénomènes qui les constituent, que par l'observation attentive et prolongée de leur marche et de leurs évolutions successives. Les Philosophes et les Moralistes ont fait de grands efforts pour pénétrer le mode particulier qui existe, au fond de l'âme humaine, au milieu des schématismes extérieurs qui ne le traduisent pas toujours clairement. Le travail du médecin est de même nature, et c'est par des procédés du même ordre, qu'il parvient à pénétrer le mode morbide interne, ou l'affection, qui n'est pas toujours en rapport avec les manifestations extérieures.

2° Les Causes, les Prédispositions, les Symptômes, etc., pris isolément, sont également

---

(1) Ebauche du plan d'un traité complet de Physiologie humaine.

impuissants pour arriver à la notion précise de l'*Affection Morbide* et de la *Passion*.

3° L'*Affection morbide* peut exister sans se manifester, comme les *Passions* diverses, l'Amour, la Haine, la Jalousie existent souvent durant des années, sans se laisser deviner par les caractères qui leur sont propres, et qui même peuvent revêtir les formes de passions contraires.

4° La certitude au point de vue du Diagnostic, du Pronostic, de la Téléologie, sont de même nature dans l'*Affection morbide* et dans la *Passion*. La certitude *Physiologique* ou *Médicale* n'est comparable qu'à la certitude *Morale*. L'une et l'autre sont fondées sur les lois de la contingence, l'une et l'autre ne donnent que des résultats probables.

Ainsi, les deux Principales Ecoles de médecine ont marché l'une et l'autre dans la voie du Progrès. La connaissance de l'homme et le Problème morbide ont été élucidés, au point de vue matériel, par l'Ecole Anatomique moderne, et les travaux qu'elle a accomplis ont fourni à l'art du Diagnostic, c'est-à-dire à la clinique, de précieuses ressources. L'Ecole Hippocratique de Montpellier, tout en conservant les dogmes antiques qui font sa gloire, a perfectionné et agrandi son Enseignement et amélioré sa Pratique, en approfondissant de plus en plus le Dynamisme humain, en remplaçant le Monotélisme de Stahl et de Sauvages par le Dualisme d'Hippocrate, de Galien, de Fernel, de Barthez de Lordat, et en comparant les deux causes métaphysiques qui le composent de manière à éclairer l'une par l'autre.

L'Ecole Anatomiquee a été absolue dans l'application de ses Dogmes. En s'obstinant à ne voir dans l'homme que des Eléments matériels, en réduisant toutes les maladies à des altérations physiques ou à des dérangements mécaniques, elle a abusivement restreint la séméïotique et proscrit tout le côté métaphysique de la question. L'Ecole Vitaliste n'a pas été aussi abusivement exclusive. En étudiant le Dynamisme humain à l'état de santé ou de maladie, avec la profondeur qui caractérise sa philosophie, elle est loin d'avoir négligé le mécanisme et la composition matérielle des solides et des liquides qui concourent à le former. Elle veut connaître l'homme *tout entier*, et les faits qui se rapportent à ses éléments organiques ont toujours été, à ses yeux, aussi respectables scientifiquement, et aussi dignes de considération, que ceux qui ont trait aux puissances actives; elle a étudié les causes Instrumentales avec autant de soin que les causes Dynamiques; elle a suivi la voie que l'anatomie morbide a ouvert devant elle, et plus d'une fois elle y a marché en éclaireur et elle a tracé des routes nouvelles dans cette direction. Les travaux de Du Laurens, de Joubert, de Vieussens, de Lapeyronie, de Delpech, de Serre, de M. Dubrueil, etc., sont là pour l'attester. Mais à toutes les époques, les investigations de cet ordre ont été dirigées conformément au Génie fondamental de sa Doctrine. Elle a toujours pensé que l'Anthropologie la plus utile repose, comme la Politique la plus sage, sur cet esprit de conservation qui consiste à respecter les principes dont la marche du temps et la raison des siècles ont démontré la légitimité, et qu'elles ont converti en Axiomes. Cet esprit de conservation n'a jamais été pour l'Ecole clinique, à laquelle je me fais gloire d'appartenir, l'immobilité qui s'attarde, végète et laisse éteindre toutes ses forces actives faute d'idées, d'air et d'espace ; qui, méprisant ce qu'elle ignore, ne veut rien apprendre au-delà de ce qu'elle sait, et s'enveloppe obstinément dans le manteau troué d'un passé quelconque; il a, au contraire, toujours été caractérisé par une réflexion froide et judicieuse qui tend à perfectionner incessamment le présent par le passé, et à faire servir l'un et l'autre à mieux pénétrer l'avenir; par l'habitude d'études sérieuses, qui met à l'abri de certaines illusions scientifiques, qui veut aller au fond des choses pour voir de près la vérité, qui ne confond pas le bruit et le mouvement avec le Progrès, qui ne prononce pas inconsidérément et à tout propos ce mot captieux, toujours éblouissant pour les esprits irréfléchis, et qui ne consent à le reconnaître que dans une progression régulière et continue, sans secousses violentes et sans déviations, vers un point fixe préalablement déterminé.

Si l'esprit humain, dans ses applications à la médecine, avait toujours été guidé par ces principes, la science n'aurait pas subi les bouleversements et les schismes qui l'ont désolée. Elle n'aurait pas vu tant de fois proclamer, au nom de l'Expérience, les Dogmes les plus contradictoires, les remèdes les plus dangereux, les pratiques les plus insensées ; et nous n'aurions pas aujourd'hui à exprimer autant de regrets sur le passé, autant de plaintes sur le présent, autant de souhaits pour l'avenir. C'est au nom de l'Expérience qu'Asclépiade condamnait la Thérapeutique d'Hippocrate ; c'est au nom de l'Expérience que C. Aurélien affirmait que saigner un malade ou lui couper la gorge, c'est tout un ; c'est au nom de l'Expérience que Paracelse brûlait sur la place publique de Soleure les livres d'Hippocrate et de Galien ; c'est au nom de l'Expérience que l'Antimoine et l'Inoculation ont été tour-à-tour proscrits et recommandés ; c'est au nom de l'Expérience que Stahl, dans ses aberrations sublimes, proclamait l'Autocratie de la nature, tandis que V. Helmont avait déclaré, au nom de l'Expérience, indignes du nom de médecin ceux qui ne guérissaient pas en vingt-quatre heures une fièvre continue ; enfin, Broussais, qui s'est donné le nom de Réformateur et qui n'a mérité jamais que celui d'agitateur, ne parlait jamais qu'au nom de l'Expérience.

L'on aurait moins abusé de ce mot, si on en avait compris la véritable signification, et si l'on n'avait pas, à toutes les époques, pris pour l'expérience ce qui n'en est qu'une fausse image. L'*Expérience est la connaissance des choses que nous découvrons, en réfléchissant sur nos Perceptions* (1). Elle se compose donc de deux opérations bien distinctes, savoir : l'application des sens aux phénomènes, c'est-à-dire, l'Observation; et de plus, l'application de l'esprit à leur analyse, à leur interprétation, à la connaissance de leurs causes, c'est-à-dire, le Raisonnement. L'Expérience ainsi conçue, c'est la lumière qui marche au-devant de nos investigations pour les éclairer. En médecine, l'Expérience qui s'arrête à la première de ces opérations constitue l'Empirisme pur, c'est-à-dire la routine et l'aveuglement. M. le Professeur Ribes a fait voir combien il est méprisable et il a démontré la nécessité de le *raisonner*, comme Hippocrate nous en a donné le précepte et l'exemple (2). Raisonner l'Empirisme, c'est

(1) Wolf, Logique, § 664.

(2) Nécessité d'une théorie en médecine. Journal de Rousset et Trinquier, 1834. Tom. I, pag. 21.

appliquer à l'interprétation des phénomènes les lois de l'induction, c'est-à-dire, rapprocher ceux de même nature, pour les rattacher à leurs principes respectifs, et pour en former des groupes distincts. Or, l'induction ne se fonde pas seulement sur les apparences extérieures des faits, mais sur tout ce qui les constitue, sur ce que les sens y aperçoivent, autant que sur ce que la raison pénétrante y découvre. C'est à l'aide de cette opération qui s'appelle *Abstraction*, qu'Hippocrate a constaté dans l'homme, non-seulement un élément matériel, anatomiquement appréciable, mais aussi un principe d'action ou *Impetum faciens ;* c'est par le même procédé que la Force vitale et la puissance intellectuelle ont été rapprochées comme étant de même nature générique ; et c'est encore par le même effort de l'esprit, qu'on a établi les formules qui les différencient.

Ainsi, les bases de l'Expérience, comme celles de la Médecine et de la Clinique, sont la connaissance de l'homme, à laquelle on ne parvient que par l'Observation et par le Raisonnement, par un effort combiné des sens et de l'esprit.

Les divers principes fondamentaux que je viens d'énumérer se trouvent réunis dans le livre que je traduis, et c'est pour ce motif qu'il a fixé mon attention, et qu'il m'a paru devoir être fort utile à nos Disciples. S'ils n'y sont pas tous énoncés avec la clarté, la précision et les détails suffisants, ils y sont pourtant assez explicitement indiqués, pour qu'avec l'aide de la réflexion, on les y découvre sans peine. Je me suis d'ailleurs efforcé d'en éclaircir ou compléter quelques-uns, au moyen de notes que j'ai ajoutées au texte. Quoique fort nombreuses, je les aurais de beaucoup multipliées et étendues, si je n'avais été retenu par la crainte de dépasser les limites ordinaires d'un manuel. Chaque paragraphe aurait pu être le sujet d'un chapitre plus ou moins long. Le traducteur devait s'imposer des bornes. Tel que je le présente au public, et malgré son laconisme, j'espère que nos Elèves penseront comme moi, au sujet de l'utilité de ce livre qui est, suivant l'expression de son auteur, un *Bréviaire* de tous les devoirs du Praticien. Il ne lui rappelle pas seulement en effet, ses devoirs scientifiques ou didactiques, il lui parle encore de ses obligations morales, il lui fait voir que la clinique est le champ de Bataille du Médecin, le théâtre où il révèle à tout instant, la puissance de la nature, les merveilleuses ressources de l'art, et où il dévoile les qualités de son cœur et les inspirations de son génie. Il faut, en effet, au clinicien, outre la science profonde qui le constitue Anthropologiste, et l'expérience qui le fait Praticien, une fermeté de caractère inébranlable qui puisse tenir son âme également éloignée de l'émotion inopportune et dangereuse, ou d'une rigueur sans pitié; qui lui laisse tout son sang froid au milieu des circonstances les plus pénibles, et qui lui donne le courage de prendre un parti dans les cas difficiles, sans s'inquiéter des propos injustes ou calomnieux qui se murmurent autour de lui. Fort de ses intentions et de sa conscience, il ne doit pas craindre de risquer sa réputation pour assurer le salut de ses malades, sans oublier jamais ce qu'il doit à l'humanité, aux Elèves qu'il est chargé d'instruire, et ce qu'il se doit à lui-même.

Si l'on trouve à reprendre dans le cours de

cet ouvrages des détails vulgaires, des propositions simples jusqu'à la naïveté, des répétitions, etc.; on voudra bien ne pas oublier que ce livre n'a point été écrit pour ceux qui savent, mais qu'il est destiné aux Elèves, et que dès-lors il ne saurait renfermer des détails superflus. D'ailleurs, en Clinique, il n'y a rien de petit, et la véritable grandeur de celui qui l'enseigne, consiste à ne rien omettre de ce qui peut conduire à la vérité. *Nil magis ad veritatem axiomatum conducit, quam exacta ac prorsus austera, symptomatum omnium ut ut minimorum, ut ut vilium ac penè inutilium in morbo observatorum descriptio* (1).

Pour ce qui est de la traduction en elle-même, je me suis appliqué à la rendre fidèle, et j'ai tout sacrifié à ce devoir. Il est aisé de comprendre qu'on ne peut faire un ouvrage de goût, en traduisant des Aphorismes de médecine,

(1) Rien n'est plus propre à conduire à la vérité et à la connaissance des principes, que l'exacte et sévère description de tous les phénomènes qui constituent les maladies que l'on observe, même des moins importants et de ceux qui paraissent presque inutiles. (Baglivi, *Oper. omn.*, *l.* 2, *cap.* 3, *p.* 176, *in-4°*, *Lugduni* 1745.

et alors qu'il faut imposer silence à toute spontanéité, et se rappeler toujours que c'est l'auteur qu'on veut connaître dans sa nudité. Préoccupé sans cesse du sens embarrassé de phrases peu correctes, j'ai fait de constants efforts pour dégager la pensée originelle, du milieu des obscurités qui trop souvent l'enveloppent, et pour qu'on ne pût pas appliquer sans injustice à mon travail, cette épigramme italienne : *Traduttore Traditore.*

PRÉFACE DE L'AUTEUR.

Tout Enseignement Pratique se compose de principes *généraux* et de formules *spéciales*. Les premiers se rapportent à tous les faits considérés dans leur ensemble. Les secondes à chacun d'eux pris dans leur individualité.

La Médecine et la Pratique Clinique ne font pas exception à cette règle. Il est en effet un grand nombre de préceptes qui sont applicables à *tout malade quel qu'il soit*. Je demande la permission de ne m'occuper en ce moment que de ceux-ci, et de ne présenter que les *premiers Eléments de la Médecine Pratique*. Ils constitueront une *Ebauche de Clinique Médicale, une espèce de Bréviaire des devoirs du Médecin.*

J'ai l'habitude de les exposer chaque année avant d'aborder avec mes Elèves la Pratique proprement

1

dite; et je les publie aujourd'hui pour qu'ils puissent servir à l'Enseignement Académique.

C'est en présence des malades individuellement et auprès du lit de chacun d'eux, que les règles *spéciales* de la Pratique Clinique doivent être développées.

—

CHAPITRE PREMIER.

De la Dignité de l'Expérience en Médecine

§ 1er.

Les Elèves en Médecine ne peuvent être admis auprès du lit des malades, que lorsqu'ils ont reçu une éducation littéraire convenable, et qu'ils ont été suffisamment instruits des principes théoriques de la science.

§ 2.

C'est là seulement qu'ils peuvent couronner leurs travaux, puiser les connaissances les plus utiles, celles qui sont la fin de l'art, puisqu'elles donnent le moyen de trouver une médication spéciale pour chaque cas particulier; ce sont aussi de beaucoup les plus difficiles, et leur acquisition exige une attention sans relâche.

§ 3.

Tout esprit droit comprendra facilement leur importance. La connaissance d'un art expérimental est imparfaite, tant qu'elle n'est pas complétée par la pratique même de cet art.

§ 4.

La Médecine est tout entière fondée sur l'*Expérience.* Elle existait lorsqu'on songea à chercher la théorie des faits qui la constituent. Ce n'est pas par le raisonnement qu'on est arrivé à sa découverte. Des événements imprévus, des inspirations instinctives, des tentatives thérapeutiques hasardées par la nécessité et le soin d'enregistrer ce qui, dans un cas donné, a été profitable ou nuisible, ont constitué ses premiers Eléments.

§ 5.

L'*Expérience*, aidée de l'Analogie, a perfectionné et agrandi cet art de guérir, que le besoin avait fait chercher et le hasard découvrir. Afin que les essais individuels pussent servir au bien de tous, on en conservait avec soin la mémoire pour les appliquer ensuite suivant les lois de l'Analogie.

§ 6.

Mais l'esprit humain ne s'arrêta point à ces simples tentatives. Il se mit à chercher, avec autant d'ardeur que de constance, l'explication des phénomènes observés, et c'est à dater de ce momont que parurent pour la premièro fois, en Egypte et en Grèce, des théories mystiques au moyen desquelles on expliquait la guérison des maladies.

§ 7.

Elles ne tardèrent pas à être abandonnées; la

médecine *purement expérimentale* leur succéda bientôt : ce fut elle qui domina en Grèce, et qu'exerça Hippocrate.

§ 8.

Il est vrai que plus tard quelques philosophes, surtout ceux de l'*Ecole de Platon*, voulurent appliquer leurs spéculations à l'interprétation des faits médicaux et que *Dioclès de Charyste* proposa une théorie à la place de la méthode expérimentale.

§ 9.

Mais l'Empirisme mal retenu dans les liens des subtibilités théoriques, releva de nouveau la tête, et de nouveau les médecins s'attachèrent à lui. Ce retour vers l'expérience eût lieu surtout du temps d'*Hérophyle* qui, dédaignant toutes les connaissances spéculatives, plaçait exclusivementsa confiance dans l'action des remèdes, et surtout du temps de son disciple *Philinus de Cos* qui, ayant constaté l'impuissance thérapeutique des découvertes Anatomiques de son maître et méprisant par dessus tout le raisonnement, fut regardé comme le chef de la *secte Empirique*.

§ 10.

Peu de temps après, la philosophie corpusculaire d'*Epicure* et de *Diccarchus* intronisa une théorie médicale nouvelle qui servit de base à la doctrine des *Méthodistes.*

§ 11.

Ceux-ci reconnurent bientôt l'insuffisance de leur théorie, et ils appelèrent l'*Expérience* à leur aide. De cette combinaison, il résulta la *secte des Eclectiques* dont *Agatheus*, de Sparte, devint le chef.

§ 12.

Galien, dans sa jeunesse, fut un de ses partisans. Il l'abandonna plus tard pour créer une théorie qui lui est propre, résultat de l'association des subtibilités des Philosophes de l'Académie avec les dogmes des Péripathéticiens, théorie qui a été conservée par les *Arabes*, sophistiquée par les chimistes et modifiée de bien des manières avant d'arriver jusqu'à nous.

§ 13.

Les remarquables observateurs, *Nicolas Pison*, *Pierre Forestus*, *Jean Schenkius*, *Félix Plater*, *Louis Septualius*, *Guillaume Baillou* et *Thomas Sydenham*, secouèrent le joug de Galien, ils arrachèrent la médecine à l'oppression des hypothèses et des opinions, et la ramenèrent à l'*Expérience* (1).

---

(1) L'auteur aurait pu et dû peut-être ajouter à cette liste les noms si justement célèbres de *Jean Fernel*, de *Jacques Houlier*,

§ 14.

Dans le siècle dernier, plusieurs Médecins ont cultivé avec des succès variés la médecine dogmatique. Nous admirons leur esprit d'invention, mais nous n'imitons pas leur pratique.

§ 15.

A la même époque, la supériorité de l'Expérience fut librement proclamée par des Docteurs dont la pratique et les doctrines ont puissamment contribué aux progrès de la science (1). Parmi les plus célè-

---

de *Louis Duret*, qui ont si puissamment contribué à la régénération médicale qui s'accomplit en France au 16e siècle, et qui eut pour résultat le rétablissement des dogmes Hippocratiques. Il est vrai cependant que c'est surtout à *Baillou* que la *Médecine Pratique* est redevable de ses plus grands progrès. Personne ne peut lui être comparé à cet égard, pas même *Sydenham*, qui lui est associé dans ce paragraphe, et que le zèle patriotiqué des Anglais a tant exalté. S'il est l'égal du Médecin Français en sagacité et en justesse d'observation, il est loin de lui en Erudition, en Anatomie Pratique, et surtout en cela qu'il a porté son attention sur un beaucoup moins grand nombre de sujets importants en médecine Clinique.

(1) D'une manière générale, on peut dire qu'il existe ou plutôt qu'il doit exister entre les doctrines et la Pratique d'un même homme, un rapport tel, qu'il soit possible d'apprécier l'utilité de la seconde, par la légitimité des premières. Les systèmes pathologiques refluent évidemment sur la thérapeutique, et celle-ci sera fausse, mauvaise, dangereuse, si les systèmes sont entachés de fausseté. L'histoire de la science nous montre cependant par intervalles des

bres, on peut citer *Georges Baglivi*, *Jean Huxam*, *Georges Zimmermann*, *Guillaume Grant*, *Antoine de Haen*, *le Baron de Storck*, *Maximilien Stoll*, et *Philippe Pinel.*

§ 16.

De l'examen des principales vicissitudes de l'Art médical, il résulte que dans tous les lieux et à toutes les époques, l'expérience seule (1) a pu servir de

---

hommes heureusement inconséquents à ce point de vue. C'est ainsi que Baglivi, dont il est question dans ce paragraphe, ne se piquait pas le moins du monde de mettre sa conduite clinique en harmonie avec ses dogmes spéculatifs. Mécanicien et solidiste en théorie, il était profondément Hippocratique au lit des malades; Boerhaave qui avait adopté les idées philosophiques de Descartes, s'efforça toute sa vie de mettre sa pratique au niveau de celle de l'hippocratique Sydenham. Plus près de nous, Corvisart, Bayle et Laennec, qui ont tant illustré l'Ecole Parisienne, étaient organiciens par position et peut-être par prédilection, mais ils ont été Hippocratiques en clinique. Par leurs écrits, ils appartiennent à l'Ecole Anatomique, tandis que leur pratique a toujours été fondée sur les dogmes de la médecine antique. Il ne faut donc pas se hâter de conclure des doctrines d'un médecin à sa pratique, ni *vice versà*. Que doit-on penser d'une théorie que son auteur abandonne lorsqu'il s'agit de l'appliquer?.... Dès ce moment elle est jugée.

(1) L'auteur parle constamment de l'*Expérience* comme pouvant *seule* assurer les progrès de l'Art. Mais il sait mieux que personne que, *seule*, l'Expérience ne peut conduire à aucun principe scientifique et pratique de quelque valeur. Dans les paragraphes suivants, il recommande de lui associer *le Raisonnement*. Ce conseil est bon, mais il eût été beaucoup plus profitable, s'il avait indiqué la véritable signification du mot *Expérience*,

guide à la Médecine : c'est elle qui l'a créée, agrandie, perfectionnée, et c'est à elle que les Médecins revenaient toujours, alors qu'entraînés par les égarements dangereux des théories, ils l'avaient abandonnée.

§ 17.

Aussi, ne saurait-on trop louer la résolution des premiers empiriques, d'éloigner les hypothèses du sanctuaire de la Médecine et de ne lui donner pour guide que l'expérience et l'analogie. Cette fermeté de principes a favorisé ses progrès, beaucoup plus que les théories de toutes les époques.

§ 18.

Les Médecins et les Philosophes modernes proclament les avantages de cette médecine fondée sur l'Analogie et l'*Expérience*, et qui puise exclusivement ses ressources dans la connnaissance des moyens dont l'utilité a été expérimentalement reconnue. Le mercure guérit la syphilis, c'est un fait constaté : quel autre guide dans le traitement de cette maladie

---

et si les limites dans lesquelles le *Raisonnement* doit lui être associé, avaient été convenablement précisées. Il est une bonne et une mauvaise expérience, comme il est des théories vraies et fausses, un dogmatisme utile et un autre dangereux. Il importait d'en établir les caractères différentiels. C'est ce que l'auteur n'a point fait. J'ai entrepris de compléter sa pensée dans la Préface, à laquelle je renvoie le lecteur.

que l'Analogie, quel autre moyen lui opposer, si non celui que le hasard a fait découvrir et dont l'expérience a confirmé les heureux effets. La Vaccine prévient la Variole, qui en pourrait dire la raison ?

§ 19.

Ce n'est pas cependant l'*aveugle Empirisme* que j'entends recommander ici. Les moyens dont la tradition a démontré l'utilité et leur application dans les cas analogues, ne peuvent constituer une pratique utile qu'autant que leur usage est dirigé par la raison. L'Expérience qu'elle ne guide pas et qui ne s'éclaire que par le nombre des victimes, est honteuse et redoutable.

§ 20.

Je ne veux faire l'éloge que de cette pratique médicale que l'expérience dirige sous l'égide de la raison. Sans la raison, *l'Expérience* mène souvent à l'erreur.

§ 21.

Je repousse avec énergie toutes les théories *hypothétiques;* elles donnent, comme conséquence, une pratique toujours incertaine et souvent dangereuse. La nature ne doit pas recevoir des lois de la pensée humaine, mais lui imposer les siennes. Sans l'*Expérience*, la raison nous égare.

§ 22.

La seule théorie réellement vraie, la seule dont on

puisse se servir au lit des malades, la seule que le succès justifie, est celle qui repose sur les principes déduits d'une légitime expérience. J'attache par conséquent le plus grand prix aux dogmes théoriques qui, par le secours des inductions rigoureuses d'une saine philosophie, sont déduits sans efforts des phénomènes observés, et qui par une réciprocité fort utile sont à leur tour appliqués à la pratique (1).

§ 23.

Les principes de cette espèce ne sont pas nombreux. L'infidélité et l'insuffisance de ceux qui ne leur

(1) Il est facile de découvrir la pensée de l'auteur au milieu de ce langage embarrassé. On voit bien qu'il recommande par dessus tout l'application de la méthode inductive, et qu'il n'a de confiance que dans les déductions simples, légitimes, naturelles des faits; mais il aurait dû ajouter que les principes théoriques, c'est-à-dire les groupes, les associations de faits morbides ne peuvent rationnellement s'établir qu'en se fondant sur l'ensemble des propositions anthropologiques. L'observation des apparences extérieures, des phénomènes matériels et de tout ce qui les constitue n'est réellement utile qu'en tant que nous sommes obligés de remonter à leur source et de reconnaître l'existence d'une cause unitaire, de laquelle ils découlent et dont ils nous révèlent les caractères, les modes d'être et les allures. Le but de la Clinique est évidemment l'enseignement de la pratique de l'art de guérir; il est aisé de comprendre que cette pratique n'est réellement avantageuse, qu'autant qu'elle se fonde sur la connaissance de la nature de l'homme qui en est l'objet et de ses lois. Ainsi donc, la connaissance de l'agrégat humain et des divers éléments qui le composent éclaire l'art, de même que l'art aussi sert à perfectionner et à agrandir sans cesse le domaine de l'Anthropologie.

ressemblent pas, s'aperçoit aisément alors qu'on les soumet à l'épreuve de la pratique. Ils laissent l'esprit continuellement incertain et ils le mènent au *scepticisme*. Aussi, dans les cas où toute théorie est insuffisante, l'empirisme dirigé par la raison est le meilleur des guides ; il offre plus de garanties qu'un *dogmatisme boîteux*.

§ 24.

C'est pour cela que nous proclamons la supériorité de la médecine expérimentale, tout en demandant pourtant à nos Elèves des connaissances théoriques suffisantes pour l'intelligence des phénomènes. Ces connaissances que donne l'étude de la littérature médicale, servent à leur faire apprécier avec justesse la valeur ou la futilité des théories ; elles les éclairent au milieu des difficultés de la pratique et les tiennent également éloignés d'une audacieuse témérité et d'une hésitation pusillanime.

§ 25.

Mais ce n'est pas une petite difficulté que ce passage de la médecine spéculative à la pratique de l'art. L'intelligence philosophique est bien éloignée de l'application Clinique.

§ 26.

C'est pour faciliter cette transition que l'on a fondé cette partie de l'Enseignement qui a pour but non pas la description des maladies, mais l'exhibition des malades eux-mêmes dans un hôpital approprié. Là, les élèves contemplent incessamment ce qu'ils n'avaient qu'imparfaitement aperçu dans les cours de théorie en l'absence des objets matériels. C'est là qu'à tout moment on associe devant eux la raison à l'expérience et qu'on leur enseigne la pratique d'une médecine intelligente.

CHAPITRE SECOND.

Des procédés et du but de l'Enseignement Clinique.

§ 27.

Les Elèves en médecine ne pourront acquérir l'habileté nécessaire pour connaître et traiter les maladies, c'est-à-dire l'habitude Clinique qui constitue seule le véritable Praticien, que par un exercice long et soutenu, par une observation constante et attentive auprès du lit des malades.

§ 28.

L'Enseignement clinique n'a été institué que pour faciliter autant que possible cette acquisition. Il a pour but l'étude pratique des maladies, c'est-à-dire leur Diagnostic, leur Traitement, leur Guérison, et c'est par lui que le maître donne chaque jour à ses disciples le précepte et l'exemple de tous les devoirs médicaux.

§ 29.

Dans les temps anciens, en l'absence des hôpitaux, les maîtres qui connaissaient l'importance de ces études pratiques, conduisaient les Elèves chez leurs malades particuliers, et c'est auprès de leur lit qu'ils dissertaient sur leur état (1).

§ 30.

Ce n'est guère qu'au 16e siècle que l'on a fondé des Ecoles spéciales et publiques de clinique dans les hôpitaux. L'Université de Padoue (2) est la première

---

(1) L'Epigramme si connue de Martial, ne laisse aucun doute à cet égard :

Languebam : sed tu comitatus protinùs ad me
Venisti centum Symmache discipulis.
Centum me tetigere manus aquilone gelatæ
Non habui Febrem, Symmache, nunc habeo.

(2) Suivant *Comparetti* *, la clinique générale de Padoue a été fondée 80 ans avant celle de Leyde. Mais indépendamment de

* *Saggio d'ella Scuola Clinica nello spedale di Padoue*, p. 6.

entrée dans cette voie. Plus tard, *F. de Le Boé* créa, à l'Université de Leyde, celle qui, profondément modifiée par *Boerhaave*, a servi de modèle à toutes celles de nos jours (1).

§ 31.

Nous conserverons toujours une reconnaissance profonde pour les efforts du baron *Van-Swieten*, qui obtint de l'Impératrice Marie-Thérèse la fondation à Vienne d'une Ecole clinique, laquelle confiée dès l'origine à *De Haen*, fut dirigée suivant l'esprit de celle de Leyde par ce disciple de *Boerhaave*. L'intelligente munificence des successeurs de cette femme célèbre a doté d'une pareille institution toutes les Universités d'Allemagne.

§ 32.

Voici comment on y procède : Les élèves étant placés autour du lit des malades, le Professeur se

---

cette clinique générale et antérieurement à elle, il existait dans la même Université une autre Clinique où l'on ne s'occupait que de la connaissance du pouls et de l'interprétation des urines. Le premier Professeur de cette Clinique spéciale fut *Jules Sala*.

(1) L'Ecole de Montpellier réclame, comme un titre de gloire, d'avoir la première en France, présenté un Enseignement Clinique régulier. Baumes avait établi des cours de Médecine Pratique à l'hôpital St-Eloi *, quelque temps avant le moment où l'illustre Fouquet fonda sur des bases inébranlables cette Clinique modèle d'où sont sortis tant d'éminents praticiens.

* Golfin, Notice Biographique sur Baumes, pag. 12.

livre devant eux à l'examen attentif et exact de l'état passé et de l'état présent ; il cherche avec soin les causes de la maladie actuelle, il en signale les phénomènes, il en note les signes qu'il rapproche et compare pour en déduire les caractères de la nature de l'affection.

§ 33.

Après cela, il formule ouvertement les indications légitimes, et prescrit les remèdes et les moyens d'hygiène thérapeutique qui ont pour but de les remplir.

§ 34.

Si la maladie est évidemment incurable, il l'avoue avec franchise, mais comme dans ce cas même il faut que le malade soit traité convenablement et rationnellement, il indique aux Elèves la conduite à suivre (1).

---

(1) On ne peut mettre en doute l'existence des maladies *incurables ;* la Pratique nous en montre chaque jour. Mais ce n'est guère que par le résultat de notre impuissance que nous sommes autorisés à les considérer comme telles. *A priori*, il est impossible de déterminer le caractère des maladies incurables, et à part la destruction complète d'un organe important, il est fort chanceux d'affirmer qu'une maladie donnée doit irrévocablement se terminer par la mort. On a vu guérir le cancer, on a vu guérir la phthisie, etc. La Médecine et surtout la nature ont quelquefois des ressources suprêmes qui dépassent les limites de notre entendement. Tout pronostic prématurément définitif peut donc être sujet à correction. Il importe que l'on n'attache au mot *incurable* d'autre idée que celle d'une maladie qu'on n'a pas

§ 35.

En même temps il se prononce sur l'avenir autant que la chose est possible, et il insiste sur l'art de former le Pronostic.

§ 36.

Le lendemain, il fait lire devant lui l'histoire complète de la maladie, il signale toutes les modifications qui se sont accomplies depuis la veille sous l'influence des moyens employés, ou par l'action de la nature, ou des circonstances extérieures, et il en expose en détails la raison suffisante. Alors aussi il indique ce que les changements survenus dans le mal entraînent de corrections dans les indications, dans la thérapeutique, et de nouveau il formule le traitement et établit le pronostic. Il fait de même chaque jour jusqu'au moment de la convalescence (1).

---

encore trouvé le moyen de guérir. Prétendre qu'il est des maladies incurables de leur nature, c'est dépasser les faits, favoriser l'ignorance et encourager la paresse.... Quoiqu'il en soit, l'intervention du Médecin est indispensable, même dans les maladies qui peuvent, à bon droit, être considérées comme *incurables*. La thérapeutique n'a pas seulement pour but la guérison des maladies, l'art de prolonger la vie ; celui de diminuer les douleurs et d'en adoucir l'amertume sont aussi de son domaine.

(1) L'auteur semble dire que l'action du Médecin cesse du moment où la convalescence est déclarée. C'est une erreur ; le Médecin doit continuer la surveillance du malade durant les premiers temps de ce nouvel état. La distribution des aliments et de

§ 37.

Dans le cas où la force du mal l'emportant sur celle de la nature, le malade succombe, tous les Elèves qui ont assisté au traitement sont convoqués pour procéder à l'autopsie. Cette opération a pour but la recherche des causes du mal ou celles de la mort. Elle permet d'apprécier si la thérapeutique employée a été conforme à la nature de la maladie.

§ 38.

Pour qu'on ne soit jamais porté à exagérer l'importance de la médecine, le professeur cite à dessein des exemples de maladies qui ne céderaient dans aucun temps ni aux remèdes, ni à l'habileté des praticiens et qui résisteraient à toute puissance humaine. Il expose aussi les caractères de certaines affections incurables, les causes latentes pour tous de certaines morts et il démontre ainsi les bornes étroites de l'art.

---

tout ce qui constitue à Diététique, exige de sa part au moins autant d'attention et de sollicitude que l'administration des médicaments. Assurer, garantir et accroître le bien obtenu, prévenir les rechûtes, veiller aux transformations souvent trompeuses qui peuvent alors s'accomplir, ce sont là les attributions du Médecin pendant la convalescence; et ce devoir exige non moins de lumières et non moins d'attention que la direction du traitement dans les périodes précédentes.

§ 39.

Pour compléter autant que possible l'instruction des Elèves studieux et assidus, pour qu'ils soient moins hésitants auprès des malades qui leur seront plus tard confiés, on permet aux plus anciens d'entre eux de visiter, examiner, étudier spécialement chaque jour quelques-uns des malades du service, afin qu'ils puissent avoir l'histoire la plus exacte des maladies et qu'ils conservent le souvenir de leurs formes variées ; on les autorise même à diriger leur traitement sous la surveillance et la responsabilité du maître.

§ 40.

Lorsque les disciples conservent des doutes sur un point quelconque, ils les exposent avec franchise au professeur, qui s'efforce de les résoudre autant que faire se peut. Dans les cas difficiles, celui-ci peut demander l'avis de plusieurs de ses collègues.

§ 41.

Mais s'il arrivait que par le fait d'une insuffisance personnelle ou par l'action changeante de circonstances inévitables, une erreur, chose toujours grave en pareille matière, fut commise, loin de la cacher, il faudrait la faire tourner au profit de l'avenir.

§ 42.

Tel est le but, telle est la règle de notre institution

Pratique, et tels doivent être ceux de tous les enseignements de ce genre.

§ 43.

Qu'il me soit encore permis et de recommander à l'attention des Elèves quelques détails qui indiqueront plus clairement l'esprit de notre doctrine clinique, et de signaler quelques obstacles qui s'opposent trop souvent à leurs progrès.

§ 44.

Un hôpital de clinique doit avoir peu de malades (1). Ce n'est qu'avec cette condition qu'il sera possible

(1) Cette condition est généralement négligée aujourd'hui. A Paris, la plupart des services cliniques sont de cent lits, et à Montpellier, de beaucoup plus. Les vrais cliniciens savent pourtant qu'il est possible d'avoir un Enseignement très profitable avec un nombre beaucoup moindre de malades. Cinquante lits toujours occupés me paraissent devoir suffire dans toute occasion à l'activité du Maître, quelque grande qu'on la suppose, et au zèle des Elèves, quelque continu qu'il soit. Il faudrait se souvenir toujours que c'est dans les plus petits hôpitaux que se sont formés les plus illustres cliniciens. L'hôpital de Leyde, qui n'avait que 14 lits, a suffi à Silvius de Le Boe, et c'est là qu'il a écrit son *Collegium nooscomicum*. C'est dans un très petit hospice de la même ville que Boerhaave enseignait la clinique à un auditoire comme il n'en fut jamais. Cullen, Duncan, Home, n'avaient à leur disposition qu'un très petit hôpital à Edimbourg. La clinique de Vienne, que de Haen, Storck, Stoll et notre auteur ont rendue si célèbre, n'a jamais eu que 12 lits. Celle de Pavie, fondée par Tissot et illustrée par les Franck n'en avait que 22. Enfin, celle

aux Elèves d'étudier chaque malade avec le soin, l'attention et la patience nécessaires.

§ 45.

Elle est indispensable au début des études cliniques. Peu à peu l'exercice donne l'habitude d'examiner les malades avec plus de promptitude, de découvrir avec plus de rapidité et de justesse les symptômes, les causes et d'en déduire les indications.

§ 46.

Un examen superficiel est la conséquence nécessaire de la présence de beaucoup de malades. La multiplicité des objets obscurcit l'intelligence. Les

---

de Montpellier qui a jeté un si brillant éclat à la fin du siècle passé, et d'où sont sortis la plupart des Maitres qui font encore la gloire de la Faculté n'en avait que huit. Dans les grands hôpitaux comme ceux que trop de Médecins recherchent aujourd'hui, et que dans certains cas les administrations leur imposent, l'attention est comme la pitié, elle ne s'attache utilement à aucun objet. On dira peut-être comme justification que chaque Elève n'étudie qu'un petit nombre de malades, et néglige tous les autres; cette raison serait bonne si les Elèves pouvaient se suffire à eux-mêmes; mais personne n'ignore que leur observation n'est fructueuse qu'autant qu'elle est convenablement dirigée. Or, où est le Maître qui peut donner à leurs études toute l'attention qu'elles méritent, alors que sa sollicitude est en partie absorbée par le traitement d'un grand nombre de malades? La didactique et la pratique souffrent également de cet abus, que les Professeurs de clinique devraient s'efforcer de détruire.

sens, peu exercés, sont troublés par leurs variétés, et les médecins les plus habiles ne sont pas à l'abri d'erreurs graves lorsqu'ils sont dans ces conditions.

§ 47.

J'insiste sur ce point, parce que l'ardeur juvénile de quelques Elèves leur fait désirer de voir un grand nombre de malades, alors qu'ils ont à peine effleuré les principes théoriques. Ils tiennent moins à approfondir qu'à voir beaucoup (*Max. Stoll*).

§ 48.

Ce sont les maladies populaires communes que l'on doit traiter surtout dans les hôpitaux de clinique. Ce qu'il importe, en effet, le plus de connaître, ce sont les affections qui se rencontrent à chaque pas dans la pratique. Ce sont aussi les plus communément dangereuses, celles qui font le plus de victimes, et qui par suite exigent dans celui qui les traite la plus grande habitude et le plus d'expérience (1). D'ailleurs, tout n'est pas vulgaire dans les maladies les plus communes (*Max. Stoll*).

---

(1) Il importe, en effet, qu'un Médecin soit très versé dans la connaissance et le traitement des maladies qui se présentent le plus communément dans la pratique, mais il lui importe non moins, et l'auteur aurait dû le rappeler ici, d'approfondir avec soin celles qui sont plus rares. L'étude des *cas rares*, des phénomènes insolites, des faits extraordinaires, est utile à plus d'un point de vue. En pratique, elle habitue l'esprit aux efforts de l'analyse,

§ 49.

Parmi les affections populaires, il faut surtout distinguer les Epidémiques qui dépendent des qualités du temps et de leurs variations, lesquelles envahissent habituellement une grande étendue de pays et soumettent toutes les autres maladies à leur empire. Elles reviennent principalement à certaines époques, et leur étude doit être recommandée comme très importante (1).

---

elle le rend familier avec cette opération mentale qui a pour but la décomposition du fait morbide et la recherche des divers éléments qui le composent. Or, le Médecin qui a le plus réfléchi sur les faits singuliers a un grand avantage sur ses confrères. En physiologie, elle fournit l'occasion d'établir ou de confirmer des vérités relatives à la science de la nature de l'homme qui, sans elle, seraient ou inconnues ou incomplétement signalées. Le magnétisme et les faits qui s'y rapportent n'ont-ils pas été du plus grand secours pour faciliter la distinction des deux puissances du dynamisme humain, etc., etc. Personne n'a démontré avec autant de clarté, de précision et de force de logique, que M. le Professeur Lordat, la nécessité de l'étude des *cas rares*. Je renvoie le lecteur curieux de connaître à fond la véritable importance de cette étude, à sa dissertation publiée à Montpellier en 1840.

(1) Les cliniciens divisent les Epidémies en deux grandes classes. La première comprend les maladies populaires qui n'ont rien de fixe dans leur apparition, leur marche ou leur solution, qui sont sans rapport avec les climats, les époques de l'année, les conditions météorologiques de l'air et qui sont habituellement très meurtrières : on les nomme *Grandes Epidémies* ou *Epidémies Insolites*. Telles sont le choléra-morbus Indien, la suette Anglaise,

§ 50.

Il ne faut cependant point négliger l'observation des maladies intercurrentes, et il serait surtout à dési-

---

la fièvre noire de Hongrie, etc., etc. La seconde embrasse les affections fébriles dont l'apparition est habituellement périodique, dont le retour suit la marche des saisons et qui sont aussi régulières dans leur manifestation, que la floraison ou la germination des plantes, que le retour de certains oiseaux. Elles sont liées habituellement aux conditions météorologiques extérieures, et fortement influencées par les altérations profondes et persistantes de ces conditions. On leur a donné plusieurs noms. Fouquet les appelle *Petites Epidémies*. On les désigne plus généralement par l'expression très caractéristique d'*Epidémies Catastatiques*, l'Ecole clinique Allemande les appelle *Fièvres Cardinales*, pour indiquer leur suprématie et la manière dont elles s'assujettissent toutes les maladies intercurrentes. L'auteur ne veut parler ici que de cette seconde classe d'Epidémies qui comprend : la fièvre Inflammatoire de la fin de l'hiver et du commencement du printemps, la Bilieuse du cœur de l'été et du commencement de l'automne, la Catarrhale ou Muqueuse de la fin de cette saison et du commencement de l'hiver, enfin, les Intermittentes du printemps et de l'automne. La connaissance des épidémies catastatiques est d'autant plus nécessaire, que c'est sur leur nature qu'est fondé le traitement de toutes les maladies intercurrentes. Ainsi, un Rhumatisme qui paraît en hiver et sous le règne de la fièvre inflammatoire de cette saison, n'exige d'autre traitement que celui de cette fièvre elle-même, tandis que s'il se montre à la fin de l'automne et pendant la dominance de l'affection catarrhale, il réclamera seulement le traitement de celle-ci. Cette distinction est un fait capital en clinique. — Il ne faudrait pas croire cependant que le retour de chaque saison ramène toujours l'Epidémie catastatique qui lui rer qu'on pût présenter aux Elèves, à la clinique, les maladies que les professeurs de Pathologie et de Thérapeutique spéciales décrivent actuellement dans leurs leçons.

§ 51.

C'est en vain qu'on espérerait rencontrer dans la durée des Etudes cliniques, un échantillon de toutes les Espèces morbides que la nature présente et que les Nosologistes ont décrit. Il est des maladies et en grand nombre qui n'ont jamais été observées par les praticiens les plus âgés et les plus répandus.

§ 52.

Les professeurs de pathologie et de thérapeutique spéciales doivent étudier et décrire avec le plus grand soin et les plus grands détails les maladies dont la clinique ne fournit pas la vivante reproduction.

§ 53.

Si par l'observation de l'ensemble de ces pré-

---

correspond : souvent il arrive que la constitution médicale de la saison précédente se continue, plus souvent on ne rencontre durant une ou plusieurs saisons que des maladies qui n'ont entre elles aucune liaison naturelle et qui, pour ce motif, sont dites *sporadiques*. Il n'en est pas moins certain pourtant que le rapport expérimentalement constaté entre les conditions météorologiques de l'air et la nature de certaines affections, est un des principes les plus féconds de la thérapeutique.

ceptes les jeunes médecins n'arrivent pas au plus haut degré de science qu'il leur serait nécessaire d'atteindre pour le bien de l'humanité, du moins notre sollicitude leur aura tracé la voie qu'ils doivent suivre pour y parvenir, et elle aura écarté de leur route les écueils les plus dangereux.

§ 54.

Dans tous les cas, l'application des principes scolastiques aux cas indéterminés doit être livrée à l'intelligence et à la sage réserve de chacun. En médecine comme dans l'art de la guerre, les règles les plus sûres ont besoin d'être modifiées par la prudence individuelle dans chaque cas particulier.

CHAPITRE TROISIÈME.

Des qualités et des Devoirs des Elèves.

§ 55.

Il reste maintenant à signaler ce qui est exigé de la part des Elèves pour qu'ils puissent complétement remplir leur tâche, et retirer des enseignements cliniques le plus grand profit.

§ 56.

Suivant *Herm. Boerhaave*, la médecine n'est certaine qu'autant qu'elle s'appuie sur les deux bases fondamentales suivantes : 1° l'observation attentive de tous les *phénomènes appréciables par les sens* que présente l'homme en santé, en maladie, en agonie, et son cadavre après la mort; 2° la plus sévère constatation de ceux qui *se dérobent à nos sens* et dont le raisonnement seul révèle la présence. Ces derniers doivent être examinés individuellement sous toutes leurs faces, rapprochés les uns des autres pour en découvrir les oppositions ou les ressemblances, et pour noter avec soin tout ce qui peut être clairement déduit de ce parallèle. Les résultats de cette seconde investigation ne sont pas moins précis et ne méritent pas moins de confiance que ceux de la première (1).

§ 57.

Ainsi donc toute recherche clinique exige indispensablement l'usage alternatif des sens et du raisonnement. C'est l'union de ces deux méthodes qui est la base de l'expérience.

DES SENS.

§ 58.

Les sens externes recueillent les premières données de toute observation et expérience future. Un Art expérimental ne peut pas se passer de leur secours.

§ 59.

Le premier devoir du clinicien est donc de recueillir avec les yeux, les oreilles, le nez, la langue et les doigts le plus grand nombre possible de phénomènes qui se passent chez *le malade* ou *autour de lui*.

§ 60.

Les yeux voient le décubitus du patient, l'état de

---

(1) Cet article complète la pensée de l'Auteur qui avait été énoncée d'une manière vague au § 22.

sa physionomie, celui de la langue, de la respiration (1) et des excrétions ; ils constatent la couleur de la peau, la présence des exanthèmes, des blessures, des ulcères, et c'est par eux seuls qu'on reconnaît la présence de l'ictère.

§ 61.

Par les oreilles, on perçoit les plaintes du malade, la nature de sa toux, les altérations de sa voix, la sibilance ou le stertor de sa respiration, la sonoréité

---

(1) Les yeux sont bien loin de suffire pour l'histoire complète de la respiration. Ils en font apercevoir quelques-uns des caractères extérieurs, tels que sa fréquence ou sa rareté, sa facilité ou son embarras, son plus ou moins de profondeur ou de sublimité ; ils constatent si cette fonction s'accomplit par les efforts musculaires ordinaires, c'est-à-dire par l'action combinée des muscles de la poitrine et du diaphragme, ou si elle s'exécute exclusivement par celle des premiers, ou exclusivement par celle des seconds. Mais outre la constatation de ces phénomènes qui sont habituellement liés à l'état général du sujet, il importe encore de connaître ceux qui ont leur siége dans la cavité de la poitrine, et qui se rapportent directement aux altérations variables des organes de la respiration. L'opération par laquelle on recherche l'existence de ces phénomènes intrà-pectoraux, se pratique au moyen des oreilles ; elle porte dans un de ses procédés le nom de *Percussion*, et dans un autre de ses modes celui d'*Auscultation*. Je parlerai de l'un et l'autre avec détail au § 362. Enfin, il est indispensable de constater la composition chimique et les qualités Physiques de l'air expiré ; dans ce cas encore, les yeux sont insuffisants, et les instruments de physique ou les procédés de la chimie doivent venir à leur aide. Ce n'est que par la réunion de tous ces moyens que l'on peut arriver à connaître l'histoire complète de cette importante fonction.

de sa déglutition, et c'est par leur secours que l'on distingue le météorisme abdominal ou la timpanite d'avec tout autre gonflement de ces parties. C'est encore par elles que l'on reconnaît l'existence de l'Asthme.

§ 62.

Les narines apprécient les exhalaisons bonnes ou mauvaises de la bouche, de l'urine, des selles, de la sueur, etc. L'odeur de certains exanthèmes, variole miliaire, est si caractérisée, qu'il est des médecins qui reconnaissent la présence de ces éruptions avant d'avoir vu les malades.

§ 63.

Le goût lui-même serait d'un grand secours en clinique si son application était moins repoussante. Il y a pourtant des médecins qui ne reculent pas devant la répugnante expérience qui consiste à goûter les urines, les excrétions alvines, les humeurs, etc. (1).

(1) Un Médecin réellement digne de ce nom, ne doit point reculer devant les essais de cette nature, lorsque la nécessité l'exige et que l'intérêt du malade le réclame. Toute répugnance tombe devant cette considération à laquelle le Médecin doit tout sacrifier. Alexandre de Tralles nous donne des détails curieux sur le dévouement avec lequel certains Médecins de l'antiquité exploraient les saveurs des matières excrétées. Il n'est certainement pas nécessaire de pousser le zèle jusqu'au point de goûter, dans tous les cas, les mucosités gastriques, bronchiques, les excrétions alvines et urinaires; mais il est des circonstances dans

§ 64.

Le tact, enfin, indique les pulsations du cœur et des artères, les conditions diverses de la langue et de la peau, la température du corps. C'est par lui qu'on explore l'abdomen, l'utérus, les tumeurs variées, et que l'on apprécie la fluctuation des abcès, etc.

§ 65.

Par le secours des mêmes sens, on recherche et on apprécie l'influence que certaines circonstances ambiantes exercent sur le malade. Les yeux signalent les objets dont le contact ou le voisinage peuvent lui être nuisible. Le nez constate les odeurs qui s'exalent autour de lui, et de même les autres sens externes reconnaissent les qualités de toutes les choses non naturelles, telles qu'aliments, boissons, médicaments, etc.

§ 66.

C'est pourquoi tout médecin qui se destine à la pratique, doit être doué *d'une heureuse organisation de tous les sens*, et de plus il doit tendre à en augmenter la délicatesse et à en accroître la portée par

---

lesquelles les explorations de ce genre sont indispensables, comme par exemple, pour s'assurer de la nature des urines d'un diabétique, du caractère sucré des crachats d'un phthisique, etc. Un Médecin qui s'en abstient alors néglige gravement l'un de ses plus impérieux devoirs et ne saurait être ni approuvé ni imité.

l'exercice. La première qualité est un don naturel, la seconde peut s'acquérir par une longue et constante application.

§ 67.

Il suit évidemment de là que les observations faites par des médecins privés de l'un ou de l'autre des sens externes, ou par ceux chez lesquels ces organes de la vie de relation manquent naturellement de délicatesse ou n'ont pas été perfectionnés par l'exercice, ne peuvent pas offrir toutes les garanties suffisantes.

DU RAISONNEMENT.

§ 68.

Mais ce n'est pas seulement par l'usage des sens externes que l'on peut satisfaire aux besoins de l'expérience. Les phénomènes recueillis par leur secours ne sauraient constituer jamais que des observations Empiriques, qui ne sont que les éléments de l'expérience future.

§ 69.

Toutes les découvertes ainsi faites sont inutiles si l'esprit ne les vivifie par l'attention, ne les féconde par le raisonnement. Les sens ne recueillent que des images isolées que la raison doit combiner et peut seule élever à la hauteur de l'observation légitime, qui n'est autre chose que l'art d'éclairer par la réflexion les impressions externes.

§ 70.

Les sens, sans la raison, conduisent fréquemment à l'erreur, et celui qui néglige son secours se trompe souvent lui-même et ne recueille jamais que des observations incomplètes qui donnent pour conséquence une fausse expérience. Cela seul peut être considéré comme certain, qui, aperçu par les sens, est confirmé et légitimé par l'intelligence.

§ 71.

L'Expérience n'est donc que la réunion de tous les faits auxquels l'esprit humain a donné un caractère de certitude et d'utilité.

§ 72.

Il suit de là que l'*Expérience légitime* n'est que la connaissance des vérités recueillies à l'aide des sens et appliquées avec sagesse à leur destination. Elle suppose chez l'observateur, non-seulement une grande délicatesse et aptitude dans les organes, mais encore l'étude approfondie et complète de tous les faits historiquement connus ; un esprit prompt à les saisir, une mémoire facile à les garder et à les reproduire; le pouvoir de les reconnaître; la logique qui les compare et les combine de manière à en extraire des notions générales ; enfin, l'intelligence de les appliquer au but qui leur est propre.

§ 73.

On voit clairement par là l'importance des études philosophiques dans tout art expérimental et surtout en médecine. Elles facilitent la coordination des idées, la combinaison de celles qui sont simples, et la séparation de celles qui sont forcément rapprochées ; elles donnent la connaissance des propriétés, des similitudes ou des oppositions des objets ; elles indiquent l'art de remonter des phénomènes à leurs causes primitives, de ce qui est connu à ce que l'on ignore ; en un mot, elles enseignent à bien penser et à raisonner avec justesse ; elles dirigent l'observation, révèlent les sophismes et font de partout jaillir la vérité.

§ 74.

Telles sont les sources uniques de la certitude de nos observations.

§ 75.

Ce n'est pourtant pas en cela seulement que l'expérience médicale invoque le secours du raisonnement. Il est encore dans les malades et en dehors d'eux une foule de circonstances qui, bien que réelles, sont pourtant inaccessibles à nos sens et dont l'existence ne saurait être découverte que par les efforts de la raison : les résultats auxquels on arrive par son secours, alors qu'aucune hypothèse ne se glisse fortuitement entre les anneaux de la chaîne des vérités successives ne sont pas moins positifs que ceux que l'on obtient par le rapport direct des sens.

§ 76.

La nature n'a point départi au même degré à tous les hommes cet Esprit philosophique, cette justesse de raison dont nous parlons ; et, dans aucun cas, ces qualités ne sont suffisantes si elles n'ont été développées, renforcées et accrues par l'exercice. D'où il suit qu'outre l'aptitude naturelle à l'observation, il est encore indispensable d'acquérir par l'habitude l'art d'observer. Ce n'est qu'alors qu'on pourra regarder comme certains et légitimes les résultats de l'observation. L'habileté et la promptitude avec laquelle on apprécie une maladie donnée, constitue le *jugement pratique* (1).

---

(1) Il est des intelligences privilégiées chez lesquelles ce jugement pratique existe au plus haut degré. Le public lui donne le nom de *Tact médical*, et il le considère comme une faculté naturelle, instinctive. Il se trompe en cela, le Tact médical n'est autre chose que le pouvoir d'embrasser rapidement tous les symptômes essentiels d'un fait morbide et de les convertir en signes. L'exercice et une aptitude spéciale, lui donnent quelquefois une telle puissance et une rapidité telle, que l'on peut le considérer comme un sens de plus, mais comme un sens Artificiel, auquel l'occasion donne l'éveil, que l'habitude redresse ou fortifie, et dont les opérations faciles à comprendre sont moins aisées à définir.

§ 77.

Pour faciliter et assurer l'acquisition de cette aptitude clinique, et avant d'aborder avec les Elèves le lit des malades, il est nécessaire d'exposer encore quelques règles relatives à l'art d'observer et d'expérimenter.

§ 78.

Celui-là seul mérite le nom de médecin et sait apprécier l'importance réelle de la science, qui connaît bien les véritables bases de l'observation et de l'Expérience et qui comprend convenablement la méthode à suivre dans l'étude de la nature humaine malade (1). *Baglivi* a dit avec raison que le premier

(1) Dans tout cet article sur *le Raisonnement*, l'Auteur recommande avec beaucoup d'insistance l'étude de la Philosophie; il dit avec raison que sans elle il ne peut exister de bonnes observations, ni de progrès solides en Médecine; mais il n'indique nulle part la manière d'appliquer les connaissances philosophiques à l'analyse de l'homme en santé ou en maladie; il n'éclaire par aucun exemple ces principes qui, dès-lors, demeurent à peu près impuissants. Il parle d'un but à atteindre, mais il ne dit pas quel il est. Il semble sur le point de s'expliquer ici, lorsqu'il rappelle l'expression Hippocratique de *Nature humaine malade*, et qu'il signale la Méthode à suivre dans son Etude. Mais il ne dit pas en quoi consiste cette Méthode, ni ce qu'est cette *Nature humaine*. Il demeure par conséquent en dessous de sa tâche, et il n'est qu'incomplétement utile aux Elèves à qui son livre est destiné. Le Lecteur trouvera dans la Préface tout ce que j'ai cru nécessaire de dire pour compléter la Philosophie de l'Auteur.

devoir du médecin est de bien connaître les maladies, le second celui de les guérir (1).

DE LA MANIÈRE D'OBSERVER ET D'EXPÉRIMENTER.

§ 79.

L'*Attention* est une qualité indispensable au médecin qui se livre à l'observation. Sans elle, il n'y a point de recherches légitimes, et en général c'est elle seule qui distingue l'observation vague d'un homme simplement curieux, d'avec celle d'un observateur résolu et profond. C'est pour cela que le serpent qui, chez les anciens, était le symbole de l'Attention, a été donné en attribut à Esculape.

§ 80.

Un observateur attentif aperçoit dans les faits des nuances qui échappent facilement à un médecin superficiel. L'observation qui ne s'attache qu'à un côté du problème est de nulle valeur. C'est dans son ensemble qu'il faut voir l'Affection morbide, et les moindres

---

(1) Cette pensée de Baglivi ainsi formulée, est évidemment inexacte. Le but essentiel du Médecin est de guérir ou du moins de soulager. C'est par conséquent aussi son premier devoir. Ce résultat, il est vrai, ne peut être obtenu que par la connaissance approfondie de la nature des maladies. C'est pour cela qu'Hippocrate a dit : *Qui sufficit ad cognoscendum sufficit ad curandum*. Ainsi, connaître c'est le moyen, guérir c'est le but; connaître pour guérir, c'est là le devoir du médecin.

détails en doivent être recueillis avec le plus grand soin. Celui qui se contente de quelques phénomènes isolés ne saurait jamais tirer de là que des conséquences incertaines, qui sont la source d'une expérience fausse.

§ 81.

L'Attention ne se contente pas d'embrasser tous les phénomènes, il lui importe encore d'en noter la succession, d'en signaler l'étendue et de les voir dans toute leur profondeur. *Hippocrate* a, le premier, donné l'exemple de cette exactitude.

§ 82.

Ceux qui remplacent l'Attention par la *subtilité* s'exposent à prendre les apparences pour la réalité et à dépasser les limites naturelles de l'observation. Les détails secondaires sont pour eux la chose importante. *Sénèque* a dit, avec justesse, qu'il ne faut point chercher la subtilité, mais l'utilité dans les observations (1).

§ 83.

L'observation médicale doit être dégagée de *toute*

(1) Les observateurs modernes d'une certaine école sont tombés dans ce travers. Leurs livres sont pleins de détails inutiles qui ne servent point à fixer l'étiologie, encore moins la thérapeutique. En clinique, l'art de décrire consiste bien moins à tout dire qu'à dire les choses qui seules peuvent éclairer le dogme thérapeutique, c'est-à-dire la science des indications.

idée préconçue, de tout amour aveugle pour la conjecture et l'hypothèse, elle ne doit se laisser séduire ni par la puissance de l'autorité, ni par l'enthousiasme des systématiques, ni par des prédilections de Maître ou d'Ecole. La découverte de la vérité doit être son but exclusif. Elle devient défectueuse si elle s'appuie plutôt sur des opinions que sur la contemplation simple de la nature.

§ 84.

Toute recherche médicale doit être faite avec *candeur* et sans intention de soumettre la nature au joug de théories imaginaires. Si les médecins ne s'étaient pas écartés de cette règle, l'art n'aurait pas eu à subir l'influence d'une observation trompeuse et d'une expérience incertaine.

§ 85.

La patience est aussi nécessaire que l'Attention. Par son secours, on trouve plus aisément ce qu'on cherche. La précipitation exclut la réflexion que toute observation exige.

§ 86.

La prudence est une vertu qui est également indispensable et qu'on ne saurait trop invoquer dans les investigations médicales. Tout observateur qui tient à éviter les causes d'erreur doit la prendre pour compagne assidue. Elle lui donnera le moyen de toujours distinguer ce qu'il y a de constant d'avec ce qui est variable dans les phénomènes, de séparer ce qui est essentiel d'avec ce qui est fortuit. Par elle, il appréciera leurs transformations successives et leur influence réciproque, il pourra remonter à leurs causes respectives, et distinguer toujours avec discernement les effets du mal d'avec l'action des remèdes ou des autres circonstances. La réunion de ces qualités constitue seule le véritable observateur.

§ 87.

Il doit avant tout se défier des fausses analogies dans l'application des observations déjà faites. L'Argument *post hoc ergo propter hoc* est des plus communs et des plus trompeurs. C'est pour cela qu'il convient de savoir toujours avec précision si les effets observés correspondent aux causes connues, et si les corollaires comme les axiomes sont la conséquence légitime de l'observation et en découlent naturellement.

§ 88.

Pour qu'un fait médical ait de la valeur, il est nécessaire de l'avoir vu se reproduire plusieurs fois. Il résulte peu de certitude d'une seule observation. La répétition du même fait permet de distinguer ce qui en lui n'est que probable d'avec ce qu'il présente de certain et de réellement vrai. Les éléments étrangers qui se mêlent trop souvent aux Expériences, s'en dégagent à mesure qu'elles se multiplient. Il ne demeure alors que ce qu'il y a de positif, que ce qui découle directement du principe et qui, par cela même, est toujours identique. C'est pour ce motif qu'on peut dire que la confirmation d'un fait imparfaitement connu, est aussi utile que la découverte d'un fait nouveau.

§ 89.

Il ne faut point s'attacher à recueillir exclusivement des *faits rares*, des *phénomènes insolites*, ce n'est point la rareté des observations, mais leur vérité qui en fait le mérite (1). L'esprit occupé de la découverte des grands phénomènes, néglige quelquefois les détails dont l'observation attentive dévoile souvent tout le ministère. Il faut étudier avec une égale attention les uns et les autres.

§ 90.

Je n'indique point ici toutes les règles de la pratique, mais seulement les plus importantes. Elles doivent être recommandées aux jeunes gens qui veulent aborder les études cliniques, comme le meilleur guide dans l'observation et dans l'art de la rendre profitable.

---

(1) Ce que j'ai dit au sujet du § 48 indique quelle restriction il faut apporter à cette pensée de l'auteur.

§ 91.

Mais il est par-dessus tout cela, comme dit *Haller*, un art de voir et de chercher que les paroles ne sauraient indiquer, et que la nature n'accorde qu'à un petit nombre d'hommes. C'est la difficulté immense de l'art d'observer, qui fait la rareté des vrais cliniciens. On naît médecin, comme on naît poète ou soldat.

DES AUTRES QUALITÉS ET DEVOIRS DES ÉLÈVES.

§ 92.

En dehors des qualités que je viens de signaler et qui sont exigées des élèves en médecine, en dehors des devoirs que j'ai indiqués et qu'ils doivent remplir, il en est encore d'autres qui sont indispensables. Je vais énumérer les principaux.

§ 93.

Pour aborder avec profit l'Etude pénible de la médecine, il faut en premier lieu une *vocation* véritable. C'est un grand tort de forcer sa nature en toute chose, mais surtout en médecine, où l'on n'a jamais assez de tout son courage pour supporter le dégoût des hôpitaux.

§ 94.

Les Elèves doivent tendre sans cesse au plus haut

degré possible de *perfection* pratique. La clinique ne souffre pas de médiocrité. On convient généralement qu'il est moins dangereux de se passer de médecin, que d'en avoir un mauvais. Il en est qui de bonne heure se glorifient de tout savoir; cette suffisance interdit les progrès ultérieurs.

§ 95.

La négligence est le plus grand défaut d'un Clinicien. L'Etude de la science et l'exercice de la pratique exigent une infatigable activité. Les exercices Cliniques réclament impérieusement de l'assiduité, de la constance, de la suite et un dévouement à toute épreuve pour les malades. Quelques fragments incomplets de l'histoire d'une maladie dont on a négligé les modifications successives ne peuvent être d'aucun secours.

§ 96.

L'attention des Elèves ne doit pas se concentrer seulement sur le malade dont le soin leur est confié, elle doit encore se répandre sur tous ceux qui sont reçus dans le service. Ils doivent lire avec réflexion dans les auteurs qui leur sont signalés, l'histoire des maladies dont ils voient à l'hôpital la représentation vivante. Ils se souviendront sans cesse que l'art est long et la vie courte, et que personne ne peut se contenter des observations qui lui sont propres.

L'expérience d'autrui doit éclairer la nôtre et les fautes que nous constatons doivent nous servir d'égide.

§ 97.

Que l'homme qui se destine à la médecine soit, dès le principe de ses Etudes, grave, réfléchi et lent dans ses décisions; qu'il évite la précipitation, la témérité, l'irréflexion. Tel il se montre dans ses études, tel il sera toujours dans sa pratique (Max. Stoll).

§ 98.

Qu'il oublie le rang des clients pour ne voir dans tous que l'*homme malade*.

§ 99.

Qu'il soit miséricordieux, et toujours prêt à consoler par des paroles sympathiques. Qu'il épargne aux malades ordinairement si irritables et impatients toute dureté de formes, toute âpreté de langage, qu'il ne s'éloigne jamais d'eux sans les avoir rassurés, ou que du moins il ne les décourage jamais (1).

---

(1) Ces qualités de l'âme sont surtout nécessaires dans les hôpitaux. Là les malades n'ont pas seulement à souffrir de leurs maux, ils ont encore à subir la triste influence de la solitude, de l'éloignement de la famille, quelquefois de la dureté des gens de service. Le Médecin doit être le consolateur par excellence de

§ 100.

Il ne convient pas cependant qu'un Médecin soit trop impressionnable : il s'exposerait à être entraîné par les plaintes des malades à l'adoption d'une pratique souvent disproportionnée avec la gravité de leur mal. Il doit avoir dans le caractère de la fermeté, de la résolution, et prendre son temps dans les cas difficiles.

§ 101.

Qu'il soit discret et toujours réservé sur certaines maladies qui sont à l'hôpital, telles qu'épilepsie, manie, hernie, syphilis, grossesse, accouchement; qu'il ne raconte jamais les maladies d'autrui. Un médecin médisant est le pire de tous les hommes.

§ 102.

Ce ne sont certainement pas là toutes les qualités nécessaires à un médecin, ni tous les devoirs qui lui sont imposés, mais la pratique publique se chargera de compléter à ce point de vue l'insuffisance des

---

toutes ces afflictions, dont l'influence fâcheuse sur les états morbides n'est constestée par personne. Les paroles sympathiques de la pitié ne sont pas moins nécessaires que le pain et le vêtement de l'hygiène, que les remèdes de la thérapeutique; elles favorisent l'action de ces derniers et accélèrent leur résultat. Tout Médecin qui les néglige ne comprend ni l'importance de sa position, ni l'étendue de ses devoirs, ni la sainteté de sa mission.

Enseignements de l'école. Les règles de conduite s'apprennent beaucoup moins dans l'Enseignement des hôpitaux, qu'elles ne se puisent dans la connaissance des lois générales de l'humanité, dans l'exercice de l'art et la lecture des bons livres (1).

CHAPITRE QUATRIÈME.

Esprit, But et Division de la Médecine Pratique.

§ 103.

Dans sa signification la plus étendue, *la Médecine* comprend la science des maladies, celle de leur trai-

(1) Les règles de conduite du Médecin, au point de vue moral, ne peuvent pas être écrites; heureusement la chose est inutile. Toute âme noble, toute nature pleine de charité n'a qu'à descendre en elle-même pour y puiser des inspirations salutaires, que les préceptes ne sauraient pas suppléer.

tement et tout ce qui concerne l'hygiène. Elle se propose de conserver la santé quand elle est bonne, et de la rendre à son intégrité primitive quand elle est altérée.

§ 104.

Celui qui poursuit ce double but porte le nom de *Médecin*.

§ 105.

L'*Hygiène* qui s'occupe de la conservation de la santé et la *Macrobiotique* qui a pour objet la prolongation de la vie, ont des règles et des attributions spéciales. La *médecine* proprement dite ne traite que des maladies et de la manière de les guérir.

§ 106.

Pour compléter l'idée que l'on doit se former de de la véritable médecine, il faut se souvenir qu'il est impossible de guérir toutes les affections morbides, et que la dure loi de la mort s'oppose trop souvent au succès de nos efforts.

§ 107.

Il est en effet des maladies qui, par leur nature, résistent obstinément à toutes les tentatives de l'art et qui tendent infailliblement à la mort (1). Il y a dans ce cas *impossibilité absolue* de les guérir. *Hippocrate* disait que les malades périssent alors non par la faute de l'art ou de ses ministres, mais parce qu'ils cèdent à l'inévitable nécessité de mourir.

§ 108.

Il est des affections d'un autre ordre qu'il serait peut-être possible de guérir, si les bornes de la science n'étaient pas si étroites. L'*Impossibilité* dans ce cas n'est que *relative*, elle ne tient qu'à la faiblesse de nos connaissances.

§ 109.

Celui qui sait reconnaître l'existence d'une maladie incurable dans l'un ou l'autre cas, car l'*Ignorance vincible* du médecin ne l'excusera jamais, celui-là peut être considéré comme aussi grand médecin que celui qui guérit une maladie curable.

§ 110.

Ainsi donc, la médecine dans sa signification vraie a pour objet non pas seulement la connaissance des maladies et la guérison de celles qui sont curables,

(1) Ce que j'ai dit sur les maladies incurables au § 34, trouve encore ici son application, et établit les limites de cette proposition de l'auteur.

mais encore la détermination de celles que l'on ne peut guérir.

§ 111.

Elle ne comprend que la pathologie *humaine*, laissant de côté la pathologie des Bêtes ou Vétérinaire (1).

(1) Il est bon d'examiner avec impartialité la question de savoir si l'étude de la pathologie Vétérinaire est réellement impuissante à éclairer en quoi que ce soit la pathologie Humaine et si elle doit être absolument exclue du domaine de la médecine. Rapportons-nous-en uniquement aux faits et à leur légitime interprétation. S'il était vrai, comme Pierre Camper a cherché à le démontrer *, que les hommes et les animaux à l'état de nature, sont sujets aux mêmes maladies, et que la civilisation du premier est le seul motif auquel on doit attribuer les modifications et la multiplicité des formes morbides qui s'observent chez lui, il faudrait en conclure que le Dynamisme vital de l'homme est absolument semblable au Dynanisme vital des bêtes, et que dès-lors, contre la proposition de l'auteur, la pathologie et la thérapeutique comparées doivent être du plus grand secours en médecine. Il est positif que certaines affections morbides, telles que la Rage, la Morve aiguë ou chronique, certaines maladies de la peau peuvent se transmettre de la bête à l'homme, et cette transmission qui n'est plus douteuse pour ces dernières depuis les observations de Delafont, de Darboval, de Rayer, d'Ambroise Tardieu, de Dassit, permet d'assimiler les deux Dynamismes, et légitime les applications de la physiologie et de la pathologie comparées à la médecine.... Mais d'un autre côté, il est non moins démontré que les

* Voir la célèbre dissertation de cet auteur sur la question suivante : *Exposer les raisons physiques pourquoi l'homme est sujet à plus de maladies que les autres animaux ; quels sont les moyens de rétablir la santé qu'on peut emprunter à l'anatomie comparée ?* Œuvres de P. Camper, t. II, p. 307.

§ 112.

La médecine *Théorique* est celle qui se borne au développement scientifique des trois chefs dont il a

---

animaux ne sont pas aptes à toutes les maladies que l'on observe dans l'espèce humaine : ainsi, d'après Camper lui-même, le *Cancer* est une affection inconnue aux bêtes, et les faits de fièvre intermittente que l'on dit avoir observé chez des chevaux et des chiens, n'ont pas un caractère d'authenticité qui les rende admissibles. En second lieu certaines substances qui sont un aliment pour l'espèce humaine, sont un poison pour les animaux *et vice versâ*. La Ciguë qui tue l'homme est impunément digérée par les bêtes ; les graines de Pomme Epineuse dont se nourrissent les faisans, les racines de Jusquiame dont les cochons font leur délices, les graines d'Ivraie dont les corbeaux usent si largement, sont des poisons plus ou moins énergiques pour l'homme ; tandis que le persil et le poivre, qui sont un aliment pour ce dernier, sont funestes aux oiseaux et aux cochons. Comment expliquer cette diversité singulière, si on ne la rapporte pas à une différence radicale dans la nature des causes de la vie et des aptitudes de cette force. Peut-on d'ailleurs supposer identiques deux principes dont le premier, celui des bêtes, est toujours seul et indépendant, tandis que le second, celui de l'homme, est destiné à coopérer avec une autre puissance, dont il est inséparable, dont il subit l'influence continue et sur laquelle il agit lui-même incessamment ? C'est au moins une question... Il résulte de là que le cachet spécial pathologique conféré à l'homme et aux animaux, établit des aptitudes ou des immunités diverses, qui permettent de douter de l'identité de leurs Dynamismes, et c'est l'objet d'un sérieux problème, que de chercher à savoir s'il est possible d'établir cette identité d'une manière précise et par des faits incontestables. En attendant, la médecine ne peut ni proscrire absolument ni accepter sans réserve les conclusions de la pathologie comparée.

été question au § 110 ; la médecine *Pratique* commence du moment où l'on s'approche du lit des malades et où l'on observe la nature elle-même.

§ 113.

Cette dernière a reçu le nom de *médecine Clinique*, du mot grec κλίνη qui signifie lit.

§ 114.

Le médecin *Praticien* ou *Clinicien* est donc celui qui applique et met en œuvre les préceptes que le théoricien expose seulement d'une manière spéculative, et la médecine *Pratique* ou *Clinique* est celle qui enseigne expérimentalement à connaître les maladies humaines, à signaler celles qui sont incurables et à guérir les autres.

§ 115.

L'Hygiène ou la science qui a pour but de prévenir les maladies est tout-à-fait distincte de la médecine clinique, elle ne s'apprend pas dans les hôpitaux, ni auprès du lit des malades (1).

§ 116.

Peu importe de savoir si la doctrine que nous en-

(1) J'ai fait justice de cette affirmation dans la préface.

seignons mérite le nom d'Art ou celui de Science. Adopter une méthode de traitement et l'appliquer convenablement dans un cas donné de pratique, c'est l'art médical dans toute son étendue.

§ 117.

Qu'il nous soit permis d'appeler *Artificielle* la médecine pratique dont nous exposons ici les principes ; elle repose sur des idées scientifiques très positives, et elle est fort distincte de la médecine *Empirique* qui n'est point un Art, que la tradition seule propage, qui n'a pour guide que l'analogie ou un instinct naturel et qui mérite tout au plus le nom de médecine *Domestique*.

§ 118.

L'*Objet* de la médecine pratique, c'est l'homme ; le corps humain, sous tous ses aspects, vivant et mort, sain et malade, est de son ressort.

§ 119.

La vie de l'homme est le but principal de notre médecine. Là où la santé, c'est-à-dire la vie dans toute sa perfection ne peut pas être obtenue, il faut chercher à la conserver avec le moins possible d'imperfections. Et dans la dure situation des maladies incurables, les soins du médecin doivent tendre à la prolonger et à l'adoucir.

§ 120.

La mort, c'est-à-dire l'Etat opposé à la vie, n'est pas, à proprement parler, l'objet de la médecine pratique, autrement que comme un but que l'homme de l'art doit toujours avoir présent à la pensée pour l'éviter.

§ 121.

Il est cependant nécessaire que le médecin connaisse tout ce qui arrive durant l'agonie, et après la mort tout ce qui s'observe sur le cadavre.

§ 122.

La connaissance des phénomènes de l'agonie se rapporte principalement à la science du pronostic, à l'art de prévoir l'imminence du danger et la mort prochaine (1).

---

(1) Cette proposition est trop exclusive. L'Etude de l'Agonie n'a pas seulement pour but d'éclairer le Pronostic, elle fournit encore à l'analyse des Eléments constitutifs de l'homme des données précieuses. C'est ainsi que dans certains cas, la distinction des deux Eléments qui composent le Dynamisme humain, s'établit de la manière la plus saisissante à ce moment suprême. L'Extinction de la force vitale ou sa *mort* est caractérisée ordinairement, quand elle n'est pas violente, par un affaiblissement progressif des fonctions naturelles, instinctives et vitales, qui constitue l'agonie. Durant ce phénomène, le principe de l'intelligence est souvent enfoncé dans un sommeil qui le rend étranger à ce qui se

§ 123.

Les phénomènes qui succèdent à l'extinction de la vie servent à distinguer la mort réelle d'avec les diverses Asphyxies, et ils règlent la conduite du praticien.

---

passe. Il n'est pas rare cependant de le voir demeurer éveillé et donner des signes de sa présence, jusqu'à l'instant où la force vitale s'anéantit. Il est des mourants chez lesquels le sens intime, historien fidèle de la mort du système, peut compter tous les pas de la force vitale vers le néant, avec autant d'intelligence que d'intrépidité. Il est même des circonstances où l'intelligence acquiert dans ce moment une énergie et une lucidité inaccoutumées. On a vu des agonisants parler avec éloquence au moment même d'expirer. On a vu des Délires provenant d'une altération matérielle des organes encéphaliques, cesser tout-à-coup et être remplacés par une lucidité d'esprit extraordinaire, alors que l'organe est tout-à-fait détruit par les progrès croissants du désordre matériel et que le malade va périr. Les affirmations de *F. Hoffmann* et de *Barthez* ne permettent pas de contester ces faits, desquels il résulte évidemment que le principe de vie et celui d'intelligence ne sauraient être confondus, et que si le premier s'éteint au moment de la mort, on ne peut pas dire autre chose du second, sinon qu'il se borne à disparaître.

Au point de vue du Pronostic, il ne faut pas oublier qu'il est une forme de fièvre intermittente pernicieuse qui emprunte les caractères les plus effrayants de l'agonie et qui cède au spécifique comme toutes les autres. Les faits de cette nature sont rares, ils n'ont été observés ni par Torti, ni par Alibert, ni par Baumes, etc.; mais depuis celui qui a été signalé dans la Gazette Médicale de 1846, on en a cité quelques autres qui mettent hors de doute ce singulier phénomène pathologique.

§ 124.

Les *recherches cadavériques* contribuent beaucoup à éclairer la maladie qui vient de finir, et elles servent à diriger la thérapeutique dans les cas analogues. Comme moyen de vérification du Diagnostic et du Pronostic formulés durant la vie, comme moyen de détermination précise des siéges morbides et des transformations Organiques, rien n'est supérieur à cette investigation posthume.

§ 125.

C'est pour ce motif que dans un Enseignement Clinique tous les cadavres doivent être ouverts dans le but de confirmer ou de détruire ce qui a été dit sur l'état des organes, la nature, les causes et le siége de la maladie et sur son Pronostic. Cette opération, qui porte le nom d'*Anatomie Pathologique*, sert encore à vérifier si les organes ne présentent pas quelques phénomènes inattendus.

§ 126.

Ce que nous allons dire indiquera plus clairement les procédés à suivre dans ces recherches et précisera leurs véritables avantages.

§ 127.

Aucun cadavre ne doit être ouvert dans le premier

jour de la mort; la loi défend toute autopsie avant l'expiration de 48 heures; à moins toutefois que l'impossibilité de tout retour à la vie ne soit clairement démontrée par la destruction irrévocable d'un organe important (1).

§ 128.

Il est des cadavres dont on ne doit point faire l'autopsie par crainte de contagion ou d'infection. Il est certain cependant que la contagion est beaucoup moins à redouter de la part des cadavres que de la part des vivants (2).

---

(1) Le souvenir de *Vesale*, de *Servet*, de *Philippe Peu* qui ont eu le malheur de plonger un scalpel dans le sein d'individus vivants, doit toujours être présent à la pensée. Tout le monde connait l'histoire de l'*abbé Prévost*, qui trouvé mort dans la forêt de Chantilly, fut autopsié par ordre de la justice. Au premier coup de bistouri, l'Abbé pousse un cri et ne revoit la lumière que pour sentir toute l'horreur de son supplice. L'incertitude des signes de la mort n'est pas moins grande aujourd'hui que du temps de *Bruhier* et de *Louis* Dans les cas incertains et dans les morts subites, on ne peut ni ne doit se livrer à aucune entreprise sur les cadavres, que lorsque la putréfaction a déjà paru.

(2) Un Médecin ne doit jamais reculer devant une autopsie, alors que des besoins scientifiques ou des intérêts sociaux en révèlent la nécessité. On n'a pas craint d'ouvrir les cadavres des pestiférés ou ceux des personnes qui ont succombé au typhus ou au choléra. Jamais dans les hôpitaux on n'hésite à disséquer les varioleux ou les syphilitiques. Mais ces Autopsies doivent être faites, dans tous les cas, avec les plus grandes précautions. Je ne sais pas s'il

§ 129.

Dans un grand nombre de cadavres soumis à l'autopsie, on ne rencontre rien qui serve à dévoiler la nature de la maladie antécédente. Le scalpel ni la vue ne sauraient pénétrer dans la plupart des cas jusqu'au véritable siége des causes de la maladie et de la mort. C'est ce qui arrive dans toutes les affections fébriles, nerveuses et en général dans toutes les maladies Dynamiques où l'on ne trouve pas ordinairement des altérations matérielles appréciables (1).

existe des faits bien avérés de contagion des maladies pestilentielles, par le fait seul des manipulations cadavériques, alors d'ailleurs qu'aucune matière contagieuse n'a été inoculée soit par une piqûre directe, soit par un contact trop prolongé. En temps d'Epidémie, on a vu des Médecins tomber malades à la suite des Autopsies, mais sont-ce ces opérations ou bien est-ce l'action de d'Epidémie régnante, qu'il faut regarder comme causes de ces événements ?... C'est là une question difficile à résoudre. J'incline cependant à penser que le cadavre, qui est rarement un moyen de contagion, peut être, dans certains cas, un foyer d'infection très actif, et que le plus souvent il ne joue que le rôle d'une cause occasionnelle.

(1) Cette proposition est beaucoup trop générale. Il arrive fréquemment, en effet, de rencontrer des altérations physiques, profondes et variées, à la suite des affections les plus essentiellement dynamiques. Mais alors ces altérations sont ou des complications ou des conséquences, et ne peuvent point être considérées comme les causes essentielles de l'affection morbide antérieure. L'Anatomie pathologique devient dans les cas de cette espèce un véritable danger, si les explorateurs ne prennent pour guide les principes d'une phathogénie qui repose sur la connaissance approfondie de la nature humaine.

§ 130.

L'Anatomie pathologique donne des résultats satisfaisants partout où les conditions physiques sont assez modifiées pour que les sens puissent constater ce changement. C'est ce qu'on voit dans les maladies dites organiques et dans celles qui se caractérisent par la production d'hétérogènes. Dans les cas de cette espèce, les Autopsies doivent être faites avec toute l'attention possible.

§ 131.

Il faut d'ailleurs toujours distinguer avec soin les causes de la mort d'avec ses effets. Cette précaution est surtout nécessaire dans les cas où les autopsies sont faites longtemps après le moment de la cessation de la vie. C'est alors que l'on rencontre souvent des collections humorales, des concrétions polypiformes, des dégénérations variées, des ecchymoses, des gangrènes qui la plupart du temps ne sont que des phénomènes cadavériques.

§ 132.

Toute confusion entre les causes et les effets de la mort peut être l'occasion des plus graves erreurs.

§ 133.

L'ouverture et l'inspection des cadavres peuvent

exposer le médecin aux plus dangereux mécomptes, si elles ne sont dirigées par une philosophie pathologique sévère. L'appréciation judicieuse d'un fait morbide par les seules données de l'anatomie morbide est impossible.

§ 134.

La santé de l'homme rentre, à divers titres, dans l'objet de la Médecine Pratique. Le but de l'art est de la rétablir autant que faire se peut, lorsqu'elle est perdue. Il importe pour cela que le médecin sache bien apprécier le moment où elle est encore altérée d'avec celui où elle est rétablie, et discerner avec sagacité l'instant où les remèdes de la thérapeutique doivent être remplacés par les moyens de l'hygiène.

§ 135.

L'Etat de santé est comme une règle fixe, d'où le corps ne se peut éloigner sans devenir malade et vers laquelle il faut toujours tendre à le ramener (1).

---

(1) La santé a non seulement des degrés infinis, elle revêt encore des formes aussi variables que les individus eux-mêmes. Mais toutes les fois qu'elle existe, elle présente certains caractères fixes qui servent à la constituer, et qui légitiment jusqu'à un certain point la proposition de l'auteur. Ces caractères sont : 1° la liberté et l'intégrité de toutes les fonctions publiques, privées, instinctives ou naturelles; 2° le sentiment du bien-être dans leur accomplissement; 3° enfin, la plus grande sécurité pour l'avenir.

§ 136.

Il importe cependant de remarquer que l'Etat de santé est toujours relatif ; qu'il présente chez presque tous les hommes une forme spéciale qui constitue le propre bien-être de chacun. C'est à l'atteindre que le médecin doit toujours s'appliquer.

§ 137.

Les maladies cependant sont l'objet capital de la Médecine Pratique. Rarement on consulte le médecin si l'on n'est point indisposé. Le clinicien s'occupe exclusivement des malades, et tout son soin est d'éviter la mort, qui est le commun tribut des hommes, comme la maladie est la commune voie qui y conduit.

§ 138.

Toute altération de l'organisation, toute déviation des forces, des facultés, des actions qui lui sont propres, tendent à constituer des *maladies* en modifiant la santé de diverses manières. Nous n'appelons cependant *malade* que l'homme qui est atteint d'une maladie actuelle.

§ 139.

Les *Difformités* organiques qui n'entravent pas les fonctions ne peuvent pas être considérées comme des maladies, ni partant rentrer dans le cadre des objets dont s'occupe la Médecine Pratique.

§ 140.

Chacun sait combien l'esprit languit dans l'état de maladie, combien au contraire sa puissance et son activité caractérisent la santé complète. Mais, en outre, l'intelligence par la puissance des liens qui l'unissent au corps exerce sur lui des influences qui ont pour but tantôt de troubler son bien-être actuel, tantôt, au contraire, de le rétablir. Il est donc évident que l'Etude de tout ce qui se rapporte aux conditions de l'esprit ne peut demeurer en dehors de la Médecine Pratique.

§ 141.

Nous abandonnons généralement aux psychologistes la connaissance et le traitement de la plupart des maladies mentales. La médecine en réserve pourtant quelques-unes, parce qu'elle sait que toute raison, toute philosophie sont impuissantes auprès de certains aliénés et que la meilleure manière d'agir sur leur esprit, c'est de guérir leur corps. Il importe toutefois de recommander aux médecins l'étude de la psychologie et de la thérapeutique morale (1).

(1) La connaissance et le traitement des maladies mentales exige dans tous les cas l'intervention d'un Médecin. La psychologie pure ne saurait donner des moyens d'analyse et de Diagnostic suffisants. Ces opérations réclament, toujours, le concours du physiologiste. Lui seul est capable d'établir la véri-

§ 142.

Par ce qui précède, on voit combien sont nombreux et variés les objets que comprend la Médecine Pratique. Elle s'occupe exclusivement de l'homme, elle le contemple sous toutes ses faces mort ou mourant, malade ou bien portant, et elle l'étudie jusque dans les états variés de son intelligence.

§ 143.

On voit encore par là combien il est difficile de présenter aux Elèves, avec un ordre méthodique, l'immensité des sujets qui se rattachent à la pratique.

§ 144.

Pour arriver plus sûrement à ce résultat, il est bon de séparer de notre art toutes les parties qui peuvent faire l'objet d'une étude spéciale.

§ 145.

Et d'abord, il convient de diviser la pratique mé-

---

table pathogénie du fait morbide, de remonter au principe initial qui le constitue, et par suite d'établir les véritables indications. Mais c'est un physiologiste dans toute l'étendue du mot, qu'il faut dans les circonstances de cette nature, c'est-à-dire, un Médecin profondément versé dans la connaissance de la nature humaine, et qui n'ignore pas les rapports réciproques et les modes d'influence de chacun des Eléments qui la composent.

dicale en deux grandes classes : la première comprend la *clinique médicale* qui a pour but exclusif l'étude des maladies internes ; la seconde renferme la *clinique chirurgicale* qui s'occupe uniquement des maladies externes, c'est-à-dire de celles qui réclament le secours de la main. Cette dernière est l'objet d'un Enseignement particulier. L'une et l'autre cependant sont étroitement unies, et il est impossible de leur assigner des limites bien définies (1).

---

(1) La séparation qui existe entre les cliniques Médicales et Chirurgicales, internes et externes est beaucoup plutôt didactique et artificielle, que scientifique et naturelle. Il est difficile en effet d'établir entre elles une démarcation bien arrêtée. Quelles affections sont du ressort exclusif de la chirurgie, quelles sont du domaine de la médecine ? La limite absolue est impossible à poser. Les maladies les plus chirurgicales ne se peuvent point passer des secours médicaux. Les violences externes, les fractures, déplacements, solutions de continuité qui constituent le domaine chirurgical proprement dit, comportent souvent par leur retentissement sur l'organisme, par leurs complications, l'intervention active des secours médicaux. Les maladies des yeux sont toujours soignées dans les services de chirurgie ; mais si l'on se contentait de les traiter chirurgicalement, c'est-à-dire, topiquement, réussirait-on à les guérir aussi bien, que lorsqu'on emploie des moyens qui agissent sur tout le système ? Combien d'ophthalmies, gouttes sereines et même cataractes, qu'on traite en vain par des topiques, et qui cèdent à un traitement général. Il n'est pas rare de voir des anévrysmes qui n'ont été précédés d'aucune lésion locale: si un chirurgien exclusivement tel, a recours à l'opération, il paraît très souvent une seconde tumeur de cette espèce sur une autre partie, et celle-ci peut être suivie d'une troisième, etc. Cette maladie exige souvent un traitement général, c'est-à-dire médical. Les anciens ulcères aux jambes

§ 146.

Quelques médecins poussent plus loin encore le culte de la spécialité : ils ne se contentent pas de distinguer les maladies suivant les parties du corps qu'elles envahissent, mais à l'exemple de quelques anciens, ils étudient séparément les maladies Vénériennes, celles des Femmes, des Enfants, etc.

---

que l'on voit si fréquemment dans les salles de clinique externe, ont été regardés comme l'écueil de la chirurgie. Ils méritent ce titre, si on se contente de les soigner topiquement; mais la méthode excitante universelle les guérit sûrement et en peu de temps. Scarpa et d'Underwoud qui les traitent par une bonne nourriture, par l'usage du vin, du quinquina, du camphre, de l'exercice et par l'application d'un Bandage compressif, en triomphent habituellement. D'un autre côté, est-ce que les maladies qui passent pour les plus médicales, les fièvres essentielles, les maladies nerveuses, ne réclament pas à tout instant l'intervention des secours chirurgicaux? La phlébotomie, les vésicatoires, les frictions ne sont-ils pas à tout instant de mise dans les affections de cette espèce?...... Il en résulte que la chirurgie ne saurait constituer une science exclusive avec ses lois et ses principes spéciaux. Elle ne peut être considérée que comme une branche de la thérapeutique. Le chirurgien n'est ou ne doit être qu'un Médecin complet, qui dirige principalement ses études vers la connaissance et le traitement des altérations mécaniques, et qui joint à toutes les connaissances doctrinales et pratiques de la Médecine, l'art de se servir habilement de ses mains et des instruments nécessaires. Il n'en demeure pas moins certain cependant, que pour la commodité de la Didactique, on doit maintenir la séparation des deux cliniques.

§ 147.

Aujourd'hui cependant, on réunit dans la Pratique toutes les maladies dont la connaissance formait autrefois des spécialités et l'*art des Accouchements*, les Hernies, les maladies des Dents, des Yeux, ne forment plus que des chapitres distincts dans le vaste domaine de la science chirurgicale.

§ 148.

L'intervention du Médecin dans les questions judiciaires constitue une branche spéciale qui n'a point de théorie particulière ni de principes qui lui soient propres, mais elle a une forme bien déterminée, et elle fait l'objet d'un Enseignement spécial, c'est la médecine et la chirurgie légales.

§ 149.

Nous devons ici nous occuper seulement de cette partie de la Clinique qui a pour but la connaissance et le traitement des *Maladies Internes*, c'est-à-dire celles dont la thérapeutique ne réclame pas le secours de la main.

§ 150.

Elle renferme des principes généraux et des règles spéciales. Les premiers sont ceux qui s'appliquent aux circonstances communes des maladies ; leur connaissance doit précéder celle des secondes qui se rapportent aux faits individuels, à chaque malade en particulier.

§ 151.

Au premier point de vue, la Clinique interne comprend les généralités pratiques concernant : 1° l'Examen des malades ; 2° la Connaissance et la Détermination des maladies ; 3° leur Traitement ; 4° leur Pronostic. Comme appendice, il importe d'y ajouter quelques détails sur l'art de rédiger les observations.

CHAPITRE CINQUIÈME.

De la Pratique à suivre dans l'Exploration des maladies.

§ 152.

Nous avons dit que la Médecine tout entière consiste dans l'art de connaître et de traiter les maladies.

Il est aisé de comprendre qu'une affection morbide ne peut être guérie ou déclarée incurable si elle n'est préalablement connue. L'Art d'arriver à cette connaissance est donc celui dont il convient de s'occuper en premier lieu.

§ 153.

Pour atteindre ce but, il faut recueillir avec le plus grand soin tous les phénomènes qui se rapportent au fait actuel. C'est en cela que consiste l'Art Pratique de l'*Exploration.*

§ 154.

Comme la plupart d'entre eux sont fournis par l'examen ou l'interrogation des malades, il est nécessaire d'établir les principes d'après lesquels on doit procéder à cet Examen.

§ 155.

Pour le rendre aussi complet que possible, pour qu'il n'échappe aucune circonstance utile à la connaissance et à l'appréciation de la maladie, il importe de soumettre cette exploration à un ordre déterminé. Chacun peut avoir à cet égard une méthode arbitraire, au moyen de laquelle il acquerra par la pratique cette habitude et cette justesse qui font que rien d'essentiel n'est négligé, sans toutefois que les malades soient soumis à une inutile et fatigante inquisition.

§ 156.

C'est pour faciliter ce résultat qu'il est bon de noter quelques règles de conduite et d'y ajouter quelques conseils sur la méthode à suivre pour la recherche des Phénomènes qui sont en dehors des malades et dont la contemplation et l'étude contribuent beaucoup à la connaissance de la maladie.

EXAMEN DU MALADE ET RECHERCHE DE LA MALADIE.

§ 157.

Le premier examen d'un malade doit être fait avec le plus grand soin et de telle sorte que le Diagnostic de la maladie en découle autant que faire se peut. L'exploration des jours suivants est beaucoup plus rapide, elle repose en grande partie sur la première et doit tendre à en confirmer le résultat ; elle a pour but moins de déterminer la connaissance de la maladie, que d'en suivre le cours.

§ 158.

La manière dont le médecin procède à cet examen fixe souvent le degré de confiance qu'il inspire. Il est des malades qui n'apprécient la sagesse de ses conseils que d'après l'impression qu'ils reçoivent à la première visite. C'est donc un point capital que celui de bien connaître les procédés à suivre dans cette première exploration.

§ 159.

Le médecin doit aborder son malade avec une physionomie également éloignée de la sévérité et d'une gaité qui ne serait pas convenable ; son visage doit être empreint d'une sérénité et d'une bienveillance qui attirent et qui sont de nature à provoquer des aveux complets. Il écoutera avec une patiente attention, les récits qui lui seront faits, et il adressera avec douceur les questions nécessaires.

§ 160.

Qu'il n'oublie rien de ce qui est indispensable. La séméiotique médicale est très incertaine : les phénomneès les plus insignifiants en apparence peuvent en réalité contribuer beaucoup à la connaissance de la maladie. Il faut tous les recueillir avec soin, et compter plus sur leur nombre que sur la valeur de chacun d'eux en particulier.

§ 161.

Les points sur lesquels le médecin doit principalement s'appesantir pour arriver à la connaissance de la maladie, sont les suivants : 1° *l'état général du malade et de ses Prédispositions ;* 2° *les causes Occasionnelles de la maladie actuelle ;* 3° *ses Symptômes et sa Marche.*

I.

De la connaissance du malade et de ses Prédispositions.

§ 162.

Il est impossible de pénétrer la nature d'une maladie quelconque, si l'on n'a le plus grand égard à l'état de l'individu malade. La même affection morbide présente des modifications infinies, et réclame des thérapeutiques différentes, suivant les sujets. De là, la nécessité de connaître le mieux possible chacun d'eux en particulier.

§ 163.

L'examen du sujet malade comprend l'histoire de ses aptitudes générales et de ses Prédispositions morbides.

§ 164.

La production de toute maladie nécessite l'existence d'une *Prédisposition* déterminée, et l'intervention d'une cause Excitante ou Occasionnelle, qui la met en jeu. L'absence de la première condition rend impuissante l'action de la seconde (1).

---

(1) Ceci revient à dire qu'il n'existe pas en médecine de causes réellement *efficientes*, de celles qui par leur propre et unique influence produisent infailliblement une maladie déterminée.

§ 165.

Il importe donc, en premier lieu, de connaître les prédispositions positives ou négatives du malade :

Toutes les actions du monde extérieur, pour provoquer une affection morbide, doivent en effet rencontrer chez les sujets qu'elles affectent une disposition congénère qui favorise leur tendance. Sans cette condition, la maladie n'aura pas lieu. C'est ainsi qu'un refroidissement, qui produit une fluxion catarrhale vers la poitrine d'un individu porteur d'une prédisposition héréditaire à la phthisie pulmonaire, sera sans influence sur un autre sujet libre de toute prédisposition ; c'est ainsi que la même influence qui détermine un Coryza ou une Angine pendant l'hiver, occasionne une Diarrhée pendant l'été. — Il est des causes qui ont une puissance tellement énergique, qu'elles semblent agir par elles seules et forcer bon gré malgré la survenance d'une affection proportionnée à leur nature ; on les a nommées *Essentielles* ou *Isolément suffisantes ;* tels sont certains Virus Contagieux, certaines conditions Epidémiques, certains Poisons. Mais ces causes peuvent-elles se passer de la condition prédisposante ; peuvent-elles, dans tous les cas, forcer l'apparition de la maladie, et méritent-elles réellement le nom d'*Efficientes ?* Les faits répondent négativement. Si tous les hommes qui s'exposent à la contagion syphilitique n'en subissent pas l'influence, si les Epidémies les plus meurtrières épargnent un grand nombre d'individus, cela ne peut tenir qu'à ce qu'il n'existe pas chez les sujets privilégiés une prédisposition capable de favoriser le développement de la cause Contagieuse ou Epidémique ; ou même qu'il se rencontre chez eux des dispositions hostiles à l'action de ces puissances. Ainsi, la non existence des causes *Efficientes* ou *Isolément suffisantes* doit être admise comme un principe des plus incontestables. Il sert à distinguer l'Etiologie médicale d'avec l'Etiologie mécanique. Les causes Pathologiques médicales sont toutes soumises aux lois de cette connaissance indique la possibilité ou la probabilité d'existence de certaines maladies chez un sujet déterminé. Les hommes ne sont exposés à des affections spéciales qu'en vertu de prédispositions relatives.

§ 166.

C'est fort improprement que l'on a donné le nom de *Cause Prédisposante* à la tendance générale vers

---

la contingence ; le système vivant sur lequel elles agissent, suivant ses dispositions actuelles et le sentiment instinctif qu'il a de ses besoins peut en accepter, en modifier, en neutraliser l'influence. Les causes physiques, au contraire, sont nécessaires, infaillible et il existe toujours une proportion régulière entre leur nature, leur intensité et les effets qui en proviennent

La différence que je viens de constater entre l'action des causes contingentes médicales et l'action des causes mécaniques au point de vue de la pathogénie, c'est-à-dire de la production des maladies, se retrouve affaiblie, il est vrai, mais évidente encore lorsqu'il s'agit de la production de la mort par leur influence. Nous savons que la conservation de la vie est incompatible avec certaines altérations anatomiques ou physiques, de telle sorte, que nous ne doutons pas que la décollation n'entraîne immédiatement la mort de celui qui la subit. L'Effet d'un poison *anti-vital* pur, c'est-à-dire agissant sans désorganiser le système anatomique est-il aussi infaillible ? L'opinion vulgaire répond beaucoup plus affirmativement que les faits. Ceux-ci nous laissent dans le doute et nous autorisent à penser que pour la production de la mort comme pour celle de la maladie, il est besoin d'une certaine aptitude de la force vitale analogue à la prédisposition. *Tacite* raconte que le philosophe *Sénèque*, s'étant fait ouvrir les quatre veines, attendait la mort, qu'il trouvait lente à venir. Pour en accélérer le terme, il prit à large dose un poison qui des maladies indéterminées. Cette aptitude constitue simplement une condition favorable à l'action des causes occasionnelles. Gaubius l'appelle *Semence Morbide.*

§ 167.

C'est la variété de la prédisposition qui, sous l'influence de causes excitantes toujours identiques, entraîne les *modifications diverses* de la même maladie chez les différents sujets.

§ 168.

Et de même qu'elle règle l'action relative des causes excitantes, ou neutralise leur effet, de même aussi elle peut faire que sous l'influence de la plus légère occasion, un homme soit atteint, à plusieurs reprises, de la même maladie.

---

demeura sans effet. L'on a remarqué que, dans les Epidémies meurtrières, les personnes athlétiques sont les premières attaquées, tandis que les valétudinaires résistent beaucoup mieux à leur influence; et si durant leur règne il est des individus qui périssent subitement et comme foudroyés, ce sont toujours les plus vigoureux. Ces faits, dont je pourrais beaucoup augmenter le nombre, sont de nature à combattre l'opinion vulgaire de l'Infaillibilité des poisons et à faire penser que leur pouvoir ne s'exerce efficacement et sûrement que lorsqu'il rencontre chez les sujets une disposition congénère.

§ 169.

Il résulte de là que le penchant reconnu de certains individus vers des affections morbides déterminées, peut faciliter la connaissance d'une maladie encore latente chez eux.

§ 170.

Le Diagnostic de ces dispositions positives ou négatives et celui des conditions générales des sujets, se puisent aux sources suivantes : 1° *le Sexe;* 2° *l'Age;* 3° *le Tempérament;* 4° *les Formes du corps;* 5° *le Genre de vie;* 6° *les Professions;* 7° *l'Hérédité;* 8° *l'Idiosyncrasie;* 9° *les Circonstances particulières à chaque malade;* 10° *l'Etat biologique antérieur.*

1° *Du Sexe.*

§ 171.

Il est toujours facile de connaître le sexe par l'inspection directe du malade. Quand celui-ci est absent, il convient de s'en informer. Il doit être mentionné dans les observations médicales.

§ 172.

De même que les fonctions se divisent en générales ou particulières, c'est-à-dire sexuelles, de même aussi les maladies qui ne sont que des altérations fonctionnelles présentent une division corrélative. Les maladies communes ou générales sont celles qui attaquent indistinctement l'un et l'autre sexe; les particulières sont celles qui sont spéciales aux hommes ou aux femmes. Les hommes sont sujets à l'hydrocèle, aux maladies des testicules et aux altérations des sécrétions de ces organes; les femmes, au contraire, sont exposées aux affections de l'utérus, des mamelles, aux incommodités de la gestation, aux accidents de l'accouchement et de la lactation, qui sont l'origine de tant de maux.

§ 173.

Mais en dehors de l'organisation spéciale relative au sexe, il y a dans l'ensemble de la constitution du corps de l'homme et de la femme une différence considérable qui donne lieu à des maladies diverses ou qui modifie profondément celles qui sont de même nature. Il y a chez la femme plus de délicatesse que chez l'homme, une sensibilité plus exquise; des humeurs plus abondantes et des tissus plus lâches. Formée plutôt, elle atteint cependant un âge plus avancé que lui. La faiblesse du tissu cutané la dispose à des transpirations plus copieuses, qui néanmoins laissent à l'urine une proportion relativement plus grande; elle a plus de sang, mais il est moins coagulable; la chaleur animale est généralement moins élevée; chez elle, les vaisseaux sanguins sont plus ténus mais plus nombreux, tandis que les nerfs, surtout ceux du bassin sont à la fois et plus épais et plus abondants; les poumons sont moins développés, etc. Les dispositions organiques contraires, s'observent chez l'homme, et de là les différences qui se remarquent dans certaines prédispositions de l'un et l'autre sexe.

§ 174.

En dehors d'elles, il en existe encore de notables par rapport aux vêtements, à la nature des occupations, des habitudes de la vie entière; lesquelles non seulement sont l'origine de prédispositions différentes, mais deviennent quelquefois de véritables causes occasionnelles.

§ 175.

Enfin, il existe dans les deux sexes certaines tendances morbides dont on ne peut assigner la cause. Telles sont les maladies qui, bien que générales, s'observent cependant plus fréquemment chez l'un ou l'autre. Ainsi, les hommes sont plus exposés à l'Apoplexie, à la Goutte, à la Pierre, aux Hernies, aux Flux hémorrhoïdaux; tandis que les femmes sont plus sujettes aux maladies Nerveuses, à la Mélancolie, à la Syncope, aux Hémorrhagies, au Cancer, aux Hémorrhoïdes sans Flux, etc.

§ 176.

Bien plus, la même maladie est très diversement supportée par les sujets des deux sexes et elle présente chez eux des dangers divers. Il est reconnu que les calculs vésicaux et les inflammations pulmonaires sont beaucoup moins redoutables chez les femmes que chez les hommes.

§ 177.

C'est pour ces motifs, qu'il importe de toujours connaître le sexe des malades que l'on soigne.

2° *De l'Age.*

§ 178.

Les maladies qui atteignent l'homme varient beaucoup suivant les âges. La cause en est dans la constitution différente du corps, aux diverses époques d'accroissement, d'état et de déclin (1).

---

(1) Par *Constitution du corps*, l'auteur n'entend point parler ici de la Constitution matérielle, de l'Etat anatomique des parties. L'Anatomie sera toujours impuissante à expliquer le fait incontestable de la prédominance variable de certains organes, de la direction différente des forces vitales et de la nature diverse des maladies suivant les époques de la vie. Où est l'anatomiste qui se chargera de nous dire pourquoi l'enfance est plus disposée aux maladies muqueuses, aux affections

§ 179.

Plus le sujet est jeune, et plus aussi ses tissus sont délicats, laches et pleins de sucs. Chez les vieillards, au contraire, ils sont raides et arides, ce qui entraîne des différences notables dans les dispositions morbides. Les jeunes gens, à cause de leur excessive sensibilité, ressentent plus vivement l'action des stimulants, conçoivent les contagions avec plus de facilité, et subissent avec plus de promptitude et d'énergie l'action des remèdes.

§ 180.

Les âges ne changent pas, seulement les propensions morbides, ils apportent encore des modifications profondes dans les maladies de même espèce. D'où il résulte, que le régime à suivre et le pronostic à por-

---

du système nerveux et aux fluxions vers la tête ? Pourquoi dans la jeunesse les déterminations se font de préférence vers la poitrine ? Pourquoi la production des hémorrhagies est si facile à cette époque ? Pourquoi c'est la bilescence, les engorgements veineux de l'abdomen qui prédominent dans la vieillesse ? Où est celui qui pourra rendre raison de ce fait, savoir : que la même affection herpétique, qui est insignifiante dans l'enfance, devient très sérieuse dans l'âge mûr ou la vieillesse, etc., etc. Ces différences constituent un fait qui a été expérimentalement constaté et qu'il faut enregistrer Empiriquement, sans songer à l'expliquer jamais autrement que par une traduction littérale de lui-même, et en affirmant qu'il ne saurait tenir qu'aux dispositions primordiales de la force vitale.

ter dans une même maladie peuvent être très différents suivant qu'elle attaque un jeune homme ou un vieillard.

§ 181.

Entre les deux points opposés de la vie, l'enfance et la vieillesse, il y a des degrés nombreux qui entraînent des gradations corrélatives dans les dispositions morbides, et qui constituent les évolutions périodiques du corps.

§ 182.

L'expérience nous apprend que la propension de chaque âge vers un ordre déterminé de maladies est à peu près constante.

§ 183.

Les Nouveaux-Nés sont sujets à l'ictère, aux ophthalmies, à l'assoupissement, aux convulsions, à l'hydrocéphale, à l'intertrigo, au vomissement.

§ 184.

Les Enfants en bas âge sont exposés aux acides des premières voies, aux accidents de la dentition, aux aphthes, aux croûtes de lait, au rachitisme, à la diarrhée, à l'atrophie, aux hernies ombilicales.

§ 185.

Les Enfants plus Agés sont atteints de vers, de maladies muqueuses, d'engorgements des glandes, de gourmes, de la coqueluche. *Les Jeunes Filles* de la chlorose et des accidents de la première menstruation.

§ 186.

Après la puberté, *les Jeunes Gens* sont travaillés par les fièvres aiguës, intermittentes, les hémorrhagies, l'angine.

§ 187.

Les Adultes sont exposés aux hémorroïdes, à la constipation, aux obstructions viscérales, à l'hypocondriacie, à la mélancolie, à la phthisie.

§ 188.

La Vieillesse qui est par elle-même une véritable maladie, entraîne encore toute la cohorte des affections chroniques : la toux, l'asthme, l'hydropisie, les calculs urinaires, la goutte, l'érysipèle, les ulcères des jambes, la rigidité des membres, l'affaiblissement des sens.

§ 189.

La Décrépitude amène le vertige, l'apoplexie, la paralysie, l'incontinence d'urine, l'épiphora, la cécité, la surdité, la difficulté de la mastication, de la digestion et le marasme.

§ 190.

Telles sont les maladies des différents âges. Tout homme peut cependant être accidentellement atteint de l'une ou l'autre, à toutes les époques de sa vie; elles ne sévissent pourtant d'une manière générale qu'à celles qui ont été indiquées.

§ 191.

Pour ces motifs, il importe toujours de connaître et de prendre en considération l'âge des malades, afin que par la connaissance de la disposition morbide dominante, on puisse arriver plus aisément à la détermination de la maladie actuelle, et que l'on comprenne plus facilement le mode d'action des causes occasionnelles.

§ 192.

Il est des malades qui ne peuvent pas indiquer leur âge d'une manière précise. Il suffit, dans ce cas, de mentionner la période de la vie dans laquelle ils se trouvent, et de savoir s'il s'agit d'un *Nouveau-Né*, d'un *Enfant*, d'un *Adulte*, d'un *Homme* de 30, 40, 50, 60 ans ou au-delà. Quant aux femmes, il importe de ne pas ignorer, alors qu'elles sont *Jeunes Filles*, si elles sont réglées ou non ; alors qu'elles sont *Femmes*, si elles se trouvent dans l'état de grossesse positivement ou probablement, si elles sont *Accouchées* récemment, si elles sont *Nourrices :* il est utile savoir si elles ont déjà été *Mères*, et comment s'étaient passés les accouchements antérieurs ; enfin, si les fonctions périodiques ont cessé.

3° *Du Tempérament.*

§ 193.

La constitution différente du corps humain à l'état de santé, qui résulte de la proportion ou de la mixtion diverses des éléments qui le composent, donne lieu à des prédispositions, qui ont pour conséquence de faciliter l'éclosion de certaines maladies, de modifier les caractères de quelques autres, et même d'exercer une influence directe sur l'esprit : c'est ce que les anciens nommaient *Tempérament.*

§ 194.

Ils les distinguaient suivant les dominances humorales diverses, et ils admettaient les tempéraments sanguins, cholériques, mélancoliques ou phlegmatiques.

§ 195.

Il est rare que ces tempéraments se rencontrent simples, le plus souvent ils présentent de nombreuses variétés, et on les voit même se modifier sur un même sujet, suivant les âges, le climat et le genre de vie.

§ 196.

Il suffira toujours au Médecin Praticien, de considérer les tempéraments en tant qu'ils constituent une prodisposition à certaines affections ou qu'ils impriment une direction déterminée aux mouvements pathologiques, à un double point de vue opposé, l'un constituant le tempérament *chaud*, l'autre le tempérament *froid*.

§ 197.

Il existe cependant des nuances infinies entre ces deux extrêmes; mais suivant qu'il y a tendance plus marquée dans un sens que dans l'autre, il sera facile de subdiviser les Tempéraments en *Pseudo-chauds* ou *Pseudo-froids*.

§ 198.

Le Tempérament chaud se reconnaît à une complexion forte et vigoureuse du corps; à l'Elasticité des muscles, à la prédominance des parties solides; à l'intégrité constante des facultés intellectuelles, à l'accomplissement facile de toutes les fonctions vitales et naturelles, à l'activité de l'esprit, à la violence des passions. Chez les hommes qui en sont doués, l'œil est plein de feu, le pouls bat avec force, la couleur de la peau et sa densité sont très prononcées, le système pileux est très abondant (1).

§ 199.

Tous ces individus sont enclins aux maladies aiguës, principalement aux inflammatoires et aux contagieuses. Ils supportent sans fatigue les évacuations abondantes, et ils sont très éprouvés par l'action des stimulants

§ 200.

Le Tempérament froid est caractérisé au contraire par la mollesse et la flaccidité des chairs; par la dominance générale des fluides; par l'embarras des fonctions; par le peu d'activité intellectuelle; par la pusillanimité et par la paresse d'esprit; par la langueur du regard, la débilité et la lenteur du pouls; par la

---

(1) L'abondance du système pileux ne se trouve pas exclusivement chez les sujets d'un *tempérament chaud;* j'ai rencontré assez souvent des chevelures d'une abondance incommode chez des lymphatiques et surtout chez quelques phthisiques. J'ai vu mourir en 1847 aux Eaux de Cauterets un malade qui était parvenu au dernier degré de la consomption pulmonaire héréditaire et dont la tête et toute la surface cutanée étaient littéralement couvertes de poils. L'Exubérance des sucs lymphatiques semble être un fumier qui les féconde dans quelques circonstances.

mollesse et la décoloration de la peau ; par la rareté du système pileux.

§ 201.

Ce tempérament dispose aux maladies caractérisées par la faiblesse et l'irrégularité ; aux névroses, aux cachexies, aux affections chroniques. Il ne s'accommode pas des évacuations abondantes, mais il supporte les fortes stimulations.

§ 202.

C'est donc toujours dans les limites opposées de ce double tempérament qu'il faut chercher et découvrir la prédisposition aux maladies, ou la cause morbide qui tend à modifier dans un sens déterminé les affections qui surviennent. Toutes choses égales, l'existence de l'un ou de l'autre de ces tempéraments doit influer beaucoup sur la thérapeutique de la même maladie.

4° *De l'Habitude Extérieure du corps.*

§ 203.

L'Habitude Extérieure du corps qui est déterminée par la couleur de la peau, le volume, la structure et la proportion des organes entre eux, caractérise souvent les prédispositions morbides.

§ 204.

L'Habitude Athlétique qui existe chez les hommes fortement bâtis, pleins de sang, richement nourris, à chairs abondantes et vivement colorées, dispose aux hémorrhagies (1) et aux inflammations.

§ 205.

L'Habitude Apoplectique qui se remarque chez ceux dont la tête est forte, le cou court, le ventre gros, les membres peu allongés et le tronc voûté, dispose à l'Obésité, à l'Apoplexie, à l'Asthme, à la suffocation et à la mort subite.

§ 206.

L'Habitude Phthisique qui est caractérisée par la longueur et la délicatesse du cou, par la saillie des omoplates, par l'aplatissement du thorax, par l'inclinaison en avant de la tête, par l'épaisseur et la rougeur des lèvres, par la rareté du système pileux, par la maigreur et la longueur des extrémités, donne lieu aux maladies du thorax, à la toux, à l'hémoptysie, à la phthisie, à la mort prématurée. Mêmes observations à faire au sujet de certains Bossus.

---

(1) Aux hémorrhagies actives.

§ 207.

Ces constitutions physiques qui sont bien loin d'être les seules et qui signalent des prédispositions morbides déterminées sont plus faciles à connaître quand on les rencontre, qu'à spécifier par des caractères précis.

§ 208.

Il en est dont la contemplation indique sûrement l'existence d'une affection encore latente. Telles sont l'habitude Rachitique, Scrophuleuse, Cachectique, etc.

§ 209.

Pour bien apprécier ces divers états extérieurs, il est nécessaire de voir les malades hors de leur lit, afin d'examiner avec soin l'ensemble du corps et la proportion de chacune de leurs parties.

§ 210.

Mais après l'exploration de l'ensemble, il est utile d'étudier spécialement chaque partie. Il résulte fréquemment de cet examen la découverte d'une prédisposition déterminée. C'est ainsi que la forme de la tête et du crâne, celle du thorax, du tronc, de l'abdomen, du bassin, etc., peuvent indiquer des tendances morbides plus ou moins prononcées.

5° *Du Genre de Vie.*

§ 211.

Le Genre de Vie entraîne non-seulement des prédispositions variées, mais il joue souvent le rôle de cause occasionnelle. Pour ce motif, on doit toujours l'examiner avec grand soin.

§ 212.

Ceux qui mènent une *vie sédentaire* sont autrement disposés, et enclins à des maladies d'un autre ordre que ceux dont *la vie est active et occupée.* Les premiers sont plus sujets aux obstructions viscérales, aux mauvaises digestions, à des cachexies variées, aux névroses; tandis que les seconds sont plutôt atteints de maladies inflammatoires et d'hémorrhagies, etc.

§ 213.

La Misère et les privations qu'elle entraîne, les aliments de mauvaise nature, les passions tristes, le manque de soins et de remèdes, font naître des prédispositions et occasionnent des maladies bien différentes de celles que provoquent l'*abondance*, l'usage des aliments recherchés, des viandes succulentes, des vins généreux, et les convenances du vestiaire et de l'habitation. Les classes de la société qui vivent sous l'influence des premières conditions sont exposées à un beaucoup plus grand nombre de maladies que les secondes. L'opportunité morbide est aussi bien différente dans les deux cas.

§ 214.

Les Habitudes doivent rentrer dans le genre de vie : elles entraînent des prédispositions ou constituent des occasions pathologiques. C'est ainsi que l'habitude de manger et de boire avec excès, de danser, de chasser, etc.; c'est ainsi que la vie sédentaire du cabinet, le goût de la musique ou l'abus du tabac, etc., en modifiant la diète, le sommeil, le mouvement, le vestiaire, etc., donnent lieu à des dispositions morbides très variées.

§ 215.

Les *Habitudes médicales* donnent aussi quelques lumières au sujet des propensions pathologiques. Il est des hommes qui ont coutume de se faire saigner à des époques fixes, de se purger, de se baigner, de boire les eaux minérales ; d'autres qui sont habitués aux scarifications, aux flux hémorrhoïdaux, à l'écoulement d'un exutoire, etc. Ces habitudes engendrent des prédispositions morbides fort différentes et leur omission ou suppression intempestive devient souvent une cause occasionnelle très puissante.

§ 216.

A ce point de vue, rien ne peut être comparé à

l'influence des *usages du pays natal.* Ils constituent des habitudes tellement profondes, et des dispositions morbides si arrêtées, que la connaissance de la patrie des malades facilite beaucoup le Diagnostic de leurs maladies. Leur suppression trop brusque ou leur conservation obstinée peuvent occasionner des états morbides très variés.

6° *De la Condition du Malade et de ses Occupations.*

§ 217.

Les diverses occupations des hommes, en fatigant ou affectant péniblement certains organes par un exercice forcé, font naître chez eux des prédispositions déterminées ou constituent des occasions de maladies, et leur connaissance révèle souvent la nature d'une affection encore obscure. C'est ainsi que les forgerons, à cause de leur exposition continuelle à l'action du feu, à cause de l'exercice violent des muscles de la poitrine, sont principalement sujets aux maladies du thorax. Au contraire, les tailleurs et les cordonniers, par la pression continuelle qu'ils exercent sur les organes du bas-ventre, sont plus exposés aux affections de cette cavité et à toutes les incommodités qui en sont la conséquence. Les joueurs d'instruments à vent sont disposés aux hémoptysies ; les portefaix aux hernies ; les Ramoneurs sont principalement atteints de cette maladie particulière qu'on a désignée sous le nom de cancer du scrotum. Il est donc vrai que des maladies particulières où des Germes morbides spéciaux sont engendrés par les diverses occupations des hommes.

§ 218.

On a nié l'existence des *maladies Héréditaires*, mais l'expérience de chaque jour en démontre la réalité. L'Hérédité, surtout l'hérédité paternelle, propage des conditions organiques, des Prédispositions morbides et même des maladies constituées (1) de la même manière qu'elle perpétue les physionomies. On voit tous les jours se transmettre par cette voie l'affection Calculeuse, la Goutte, la Phthisie pulmonaire, les Hémorrhoïdes, l'Epilepsie, la manie, etc. Il est même des familles entières qui, pendant plusieurs générations, peuvent demeurer atteintes de l'une d'entre elles.

---

(1) L'hérédité ne transmet pas habituellement des maladies toutes formées, elle ne communique aux descendants que des *prédispositions* plus ou moins prononcées, mais qui dans tous les cas ont besoin du secours des causes occasionnelles pour se développer. S'il en était autrement, si un père Phthisique, Dartreux, Epileptique ou Fou transmettait à ses enfants la Phthisie, les Dartres, l'Epilepsie, la Folie *constituées*, le genre humain aurait bientôt cessé d'exister. A part quelques maladies contagieuses, comme la Syphilis, que les enfants apportent en venant au monde, à part le Rachitisme, dont les altérations débutent fréquemment dans le sein maternel, l'hérédité ne transmet que des germes vitaux qui vont depuis la simple disposition jusqu'à la Diathèse, que les occasions extérieures changent en affection et en maladie constituée.

§ 219.

La connaissance de ces maladies Originelles chez les ascendants, fait soupçonner chez les descendants des prédispositions déterminées, dont l'existence réclame des soins prophylactiques spéciaux (1) et influe beaucoup sur le Pronostic.

8° *De l'Idiosyncrasie* (2).

§ 220.

L'*Idiosyncrasie* de chaque malade exige la plus sérieuse attention de la part des médecins. Il est cer-

---

(1) On donne le nom de *Prophylactiques* à tous les secours qui ont pour but d'empêcher le développement d'une disposition morbide dont on soupçonne l'existence; προ φυλασσω, je veille avant. C'est surtout aux maladies héréditaires que cette thérapeutique *préventive*, qui est l'opposée de la thérapeutique *curatrice*, doit être appliquée avec la plus grande sollicitude. L'hérédité d'une affection morbide est un caractère qui en augmente singulièrement les dangers. Il n'y a pas de comparaison entre la gravité du Pronostic d'une Phthisie ou d'une Epilepsie héréditaires, et celui de ces mêmes affections accidentellement développées. Tous les soins médicaux doivent dès-lors s'appliquer à empêcher le développement des germes de cette nature. C'est à ces prédispositions que l'on peut surtout appliquer ces paroles du Poète : *Principiis obsta, serò medicina paratur.*

(2) Le sens Etymologique du mot Idiosyncrasie, ιδιος, propre, συν, avec, κρασις, mélange, semble attribuer aux phénomènes qu'il rappelle une origine toute physique : c'est comme si l'on disait que la disposition individuelle qu'il indique tenait au mé-

taines natures qui sont affectées par les impressions externes tout autrement que les autres. C'est ainsi qu'il y a des femmes qui entrent en convulsion et dont l'estomac se soulève à la vue d'une souris ou d'une araignée. D'autres, qui sont prises de vertige pour la plus légère cause.

§ 221.

Les Idiosyncrasies se révèlent en santé ou en maladie par des phénomènes insolites. Il est des malades

---

lange des divers éléments matériels qui entrent dans la composition du corps. La véritable signification de ce mot est au contraire toute vitale. Qu'un homme soit fortement impressionné par ce qui est habituellement sans action sur le commun des êtres de son espèce, qu'une femme tombe en défaillance à la vue d'une souris, que l'ipécacuanha ne fasse pas vomir un individu et soit un véritable poison pour un autre; sera-t-il possible de faire dépendre ces phénomènes individuels d'une disposition particulière des molécules solides ou liquides, de la dominance relative de l'un ou l'autre des Eléments qui composent l'agrégat matériel? Personne n'osera répondre par l'affirmative. En fût-il ainsi, la question ne serait que reculée et il faudrait savoir à quoi tiennent les arrangements matériels, les dominances humorales qui produisent des dispositions si accidentelles. Pour avoir une idée légitime de l'*Idiosyncrasie* comme du *tempérament*, il ne faut pas s'arrêter, avec *Galien*, à la dominance des humeurs, ou avec l'Ecole anatomique, à l'exagération relative de certains organes ou système d'organes, mais il importe de pénétrer, avec *Hippocrate*, et avec l'école Vitaliste, jusqu'à *ce qui n'a pas de parties*, jusqu'à la cause de la vie elle-même, et constater Empiriquement que les phénomènes Idiosyncrasiques ne peuvent dépendre que de modes d'être spéciaux de cette puissance unitaire.

qui délirent au plus léger mouvement Fébrile ; il en est d'autres qui conservent un appétit dévorant pendant les maladies les plus graves. Chez quelques-uns le pouls est naturellement Intermittent ; chez d'autres le visage prend un aspect cadavéreux ou les yeux sont à demi-ouverts pendant le sommeil. Il faudrait bien se garder de considérer comme un symptôme de maladie ce qui n'est que l'effet d'une disposition Idiosyncrasie.

§ 222.

Enfin, on rencontre des hommes chez lesquels les médicaments les plus doux agissent comme des poisons et d'autres chez lesquels les plus énergiques sont sans action. Il en est que l'Ipécacuanha ne fait point vomir, qui ne supportent pas les plus petites doses de musc, de camphre, de vinaigre, qui sont purgés par des remèdes qui ne produisent pas habituellement cet effet, etc.

§ 223.

La connaissance des Idiosyncrasies donne souvent la raison de l'origine de la maladie actuelle, permet de l'apprécier dans sa nature et indique le mode d'administration des remèdes. C'est pourquoi l'on dit avec raison depuis *Celse* que le meilleur des Médecins est celui qui est en même temps l'ami de son malade.

9° *Des conditions particulières à certains malades.*

§ 224.

Il ne sera point superflu de rechercher, toutes les fois d'ailleurs que la chose ne sera pas trop difficile, l'existence de *particularités* spéciales aux malades ; de pénétrer dans leur vie domestique, d'en explorer toutes les circonstances et de constater leurs rapports avec la maladie actuelle. Il est des passions et des malheurs cachés, qui non seulement déterminent des prédispositions morbides, mais qui peuvent éclairer le Médecin sur les causes, la nature, le caractère d'une affection présente. Si l'interrogation directe des malades ne conduit pas à la découverte de ce que l'on cherche, il est du devoir du Médecin d'y arriver d'une manière indirecte.

§ 225.

Par la contemplation attentive de toutes les circonstances domestiques, on parvient à distinguer les maladies simulées et à connaître les véritables causes de cette simulation. Par les mêmes soins, on peut découvrir l'existence de maladies réelles chez des hommes qui veulent passer pour bien portants.

10° *Maladies Antérieures.*

§ 226.

Il n'est rien qui indique l'existence des prédispositions vers des maladies déterminées autant que la connaissance de l'état Biologique antérieur. Beaucoup d'hommes, dans le cours de leur vie, sont exposés plusieurs fois à la même affection. Il en est qui, plusieurs fois dans la même année, sont atteints d'angine, de pleurésie, d'hémorrhagie, d'ictère, de la goutte, de fièvres intermittentes, d'érysipèle.

§ 227.

Les affections antérieures ne reparaissent pas toujours semblables à elles-mêmes; mais habituellement elles laissent dans le système des tendances si déterminées, que le Diagnostic des maladies nouvelles est d'autant plus facile, que l'on connaît mieux l'histoire pathologique antécédente. Ainsi, les malades qui ont été atteints d'hémoptysies ou de pleurésies, demeurent principalement disposés à la Phthisie, tandis que ceux qui ont eu à souffrir de l'ictère ou de Fièvres Intermittentes, sont sujets à l'hydropisie, etc.

§ 228.

Je ne conteste certainement pas que tout homme ne puisse être accidentellement atteint d'une maladie quelconque ; je ne mets pas en doute la réalité de maladies qui ne se reproduisent pas ; je suis loin de nier enfin qu'il n'y ait des hommes qui arrivent à un âge avancé sans avoir jamais souffert le moindre mal.

§ 229.

Mais le plus souvent par la connaissance des maladies antérieures, surtout par la notion de l'existence de certaines d'entre elles, ou bien par le fait d'une immunité absolue antécédente, on parvient à deviner facilement la prédisposition à telle ou telle autre maladie future. Fréquemment même, il arrive que la détermination exacte du mal passé indique la nature précise du mal actuel. C'est ainsi que la connaissance d'Hémorrhoïdes autrefois fluentes, de la Gale, de l'Erysipèle, peuvent révéler sûrement la nature et l'origine de l'affection présente.

§ 230.

Cet examen rétrospectif contribue aussi à indiquer si l'état morbide actuel est *primitif*, ou s'il n'est que *secondaire;* s'il provient d'une maladie antécédente, ou s'il tient à d'autres causes.

§ 231.

Enfin, cette recherche en signalant la partie du corps qui peut avoir été modifiée ou affaiblie par les maladies antérieures, fait connaître en même temps celles qui sont le plus exposées aux invasions des maux avenir. Elle n'est seulement pas utile au point de vue du Diagnostic, elle contribue encore puissamment à fixer le Pronostic. Les Métastases et les Métaschematismes portent leurs déterminations surtout vers les organes qui ont été précédemment débilités (1).

§ 232.

Si le malade ne peut point donner une description exacte des maladies qu'il a subies dans le cours de sa vie, s'il ne sait ni nommer ni convenablement caractériser celles dont il a été une ou plusieurs fois atteint; ce qu'il peut dire sur leur marche, leurs symptômes et les moyens qui ont été employés contre elles, suffit quelquefois pour spécifier leur nature.

§ 233.

Le Médecin doit surtout chercher à savoir si le malade a éprouvé ces maladies qui, par le seul fait de leur existence, détruisent toute probabilité de leur retour. Telles sont *certaines maladies de l'Enfance*, comme la petite Vérole, la Scarlatine, la Rougeole. On rencontre il est vrai des jeunes gens, même des

---

(1) *Si quod (organum) laboraverit antè morbum, ibi se figit morbus.* (Hipp.)

hommes faits, qui n'ont jamais été atteints de ces affections éruptives, et le Médecin qui néglige de s'informer de cette circonstance, peut être surpris par l'arrivée de l'une de ces fièvres retardataires, dont il aurait pu soupçonner la venue, s'il s'était enquis des antécédents avec plus de soin.

§ 234.

Tels sont les principaux sujets de recherche dont s'occupe le *clinicien* : leur but est de faire connaître les tendances morbides, les prédispositions des divers sujets et la nature des affections latentes. Là où manque la prédisposition, ne saurait exister la maladie qui s'y rapporte. C'est pour ce motif que les vieillards sont rarement sujets aux vers, les Enfants aux hémorrhoïdes, un variolé à la variole, etc. La connaissance de la prédisposition, sert non-seulement à expliquer les modifications diverses d'une même maladie suivant les individus, mais elle contribue beaucoup à fixer les bases de la thérapeutique.

§ 235.

Dans tous les cas, l'examen ultérieur du malade doit tendre à légitimer ou à infirmer la nature de la maladie soupçonnée d'après les prédispositions : c'est ainsi que l'on arrive à un Diagnostic plus sûr et plus précis.

II.

Des causes Occasionnelles des Maladies.

§ 236.

De la connaissance *des causes* découlent une appréciation plus juste des états morbides, un pronostic plus certain et une thérapeutique plus efficace. Aussi ne saurait-on jamais apporter trop de soin à leur recherche. Par elles, on pénètre plus sûrement la nature de l'affection, qui est la véritable maladie (1); on interprête les symptômes avec plus d'intelligence, et on acquiert la conviction de la guérison probable ou de l'incurabilité.

§ 237.

Les causes occasionelles ou *excitantes*, que Gaubius appelle des *puissances nuisibles*, agissent d'une manière *si relative*, que chez certains individus prédisposés, elles engendrent une maladie déterminée, tandis qu'elles n'en produisent aucune, et qu'elles peuvent même devenir des occasions salutaires chez certains autres. Quelquefois cependant elles entraînent le mal d'une manière tellement *absolue*, qu'elles peuvent

(1) On voit très clairement par ces paroles que l'auteur ne confond pas l'*Affection*, c'est-à-dire la modification vitale essen-

éluder toute disposition antérieure même contraire, et donner naissance à des phénomènes morbides. Il est utile dans tous les cas de distinguer les procédés de ces deux ordres d'action. La connaissance de la disposition du malade importe à l'intelligence du premier ; elle est pour peu de chose ou pour rien dans celle du second (1).

§ 238.

Dans la recherche de ces causes, trois circonstances peuvent se présenter : 1° *Tantôt le malade les indique lui-même;* 2° *tantôt elles découlent d'un examen attentif actuel;* 3° tantôt enfin le malade les ignore complétement et le *médecin seul est obligé d'en chercher l'origine* dans la connaissance des circonstances morbides générales.

---

tielle qui constitue la véritable nature de l'Etat pathologique, avec la *Maladie* qui n'en est que la manifestation extérieure, l'enveloppe, l'ombre, pour me servir de l'expression de Galien. Cette distinction constitue le dogme fondamental de la Pathologie de Montpellier. L'Ecole de Vienne, dont notre auteur est un des plus célèbres représentants, l'a proclamée à toutes les époques comme un des principes capitaux de sa doctrine, et c'est certainement à elle que les travaux cliniques de Van-Swieten, du Baron de Storck, de Dehaën, de Schroeder, de Stoll, des Franck, de Hildenbrand, etc., doivent la supériorité qui les distingue.

(1) La note du § 164 doit servir de correctif à ce qu'il y a d'exagéré dans cette proposition de l'auteur.

1° *Des causes qui sont assignées par les malades.*

§ 239.

Quelquefois le malade interrogé indique avec précision la véritable cause du mal, surtout dans les cas où cette cause est unique, violente, absolue. Il se souviendra très bien par exemple, si le principe de la maladie a été un coup ou une chute. Quelquefois se sont les parents ou les assistants qui la signalent.

§ 240.

La plupart des malades sont diffus et peu suivis dans le récit qu'ils en font ; le médecin doit, malgré tout, les écouter avec patience de peur que, troublés dans leurs discours, ils n'oublient quelque fait qu'il serait important de connaître.

§ 241.

Trop souvent ils n'indiquent que des causes imaginaires. C'est ainsi que de la viande mangée avec dégoût dans la période d'*opportunité* (1) d'une ma-

---

(1) L'Auteur appelle *Opportunité* cet état où les avant-coureurs de la maladie se font remarquer, alors même que la santé conserve un aspect à peu près normal. Cette expression, que Brown a introduite dans la Pathologie, n'est que la *Période Prodromique* des anciens Institutistes ; c'est le moment où la *cause Proéguménale*, non encore complétement développée, commence pourtant à entrer en action. Dans les fièvres Eruptives, cette période s'appelle *Période d'Incubation.*

ladie, est considérée par eux comme le principe de cette maladie. Pour ce motif, il importe que le médecin n'accepte qu'avec réserve les causes signalées.

2° *Des Causes que l'examen médical découvre.*

§ 242.

Il est des malades qui rougissent d'avouer certaines causes de leurs maux, telles que la contagion syphilitique et, dans quelques cas, la grossesse.

§ 243.

Ou bien ils ne savent pas l'indiquer, parce qu'ils en ont perdu le souvenir et qu'ils n'y ont pas porté une attention suffisante.

§ 244.

Fréquemment aussi la cause n'est pas unique. Plusieurs peuvent associer leur influence pour produire une même affection, et si aucune d'elles n'est énergique, elles sont négligées par les malades qui ignorent que la répétition de plusieurs impressions nuisibles, bien que faibles, surpassent souvent l'action des plus violentes. C'est ainsi que des vêtements insuffisants, le froid et l'humidité, les privations, les aliments de mauvaise nature, les affections tristes de l'âme, etc., en se combinant, produisent cet état de faiblesse qui s'observe si souvent dans les maladies des classes pauvres.

§ 245.

Cette diversité si grande et si souvent opposée dans l'action des choses nuisibles, rend très difficile la recherche de la nature des maladies d'après les préceptes de *J. Buronius*, qui veut qu'on n'en établisse le Diagnostic que par la connaissance des causes antécédentes, et qui conseille de n'arriver à ce résultat qu'en additionnant séparément les causes opposées, en tenant compte de leur énergie respective, et en se décidant pour celles qui l'emportent numériquement. Ce calcul offre, en pratique, des difficultés presque insurmontables.

§ 246.

Pour rappeler à l'esprit des malades les idées relatives aux causes diverses qui peuvent être considérées comme l'origine de la maladie actuelle et qu'ils ignorent, il convient de fixer leur attention sur les causes occasionnelles les plus communes. Nous en avons indiqué quelques-unes à l'article des Prédispositions; le plus grand nombre se rapportent : 1° *aux Choses Ingérées*; 2° *aux Actions*; 3° *aux Applications* (1).

(1) Il n'est pas facile de trouver des expressions françaises qui rendent avec justesse ces trois mots du texte latin : *Ingesta*, *Gesta*, *Applicata*.

Sous le nom d'*Ingesta*, on comprend toutes les choses qui sont

§ 247.

1° *Les Aliments*, *les Boissons*, *les Médicaments ingérés et l'air inspiré* sont compris dans la première catégorie. Il est bon de s'enquérir de leur nature pour savoir s'il n'existe pas quelques rapports entre eux et la maladie actuelle. Les aliments et les boissons peuvent pécher par leur quantité ou par leur qualité ; les remèdes pris dans un but prophylactique, peuvent devenir l'occasion de la maladie ; l'air inspiré enfin

---

destinées à être introduites dans le corps par les voies alimentaires : tels sont les *Aliments*, les *Boissons*, les *Remèdes de Précaution*.

Le mot *Gesta* indique les fonctions qui s'exercent par l'action volontaire : le *Mouvement* et le *Repos*, on y rattache le *Sommeil* et la *Veille*.

Enfin, celui de *Applicata* désigne tout ce qui est appliqué à la surface du corps : tels sont *les Vêtements*, *les Cosmétiques*, *les soins de Propreté*, *les Frictions*, *les Onctions*.

Cette classification des choses non naturelles qui peuvent agir comme causes occasionnelles de maladie est incomplète, quoique généralement adoptée. Elle néglige plusieurs objets dont l'examen est de la plus haute importance ; tels sont ceux que l'on désigne sous le nom de : 1° *Circumfusa* et qui ne peuvent rentrer ni dans la classe des *Ingesta* ni dans celle des *Applicata*. Ils embrassent l'*Atmosphère*, c'est-à-dire l'Air, la Chaleur, l'Electricité, l'Humidité ; *la terre*, *les lieux*, c'est-à-dire les Climats, les Expositions, le Sol, etc.

2° *Excreta* ou les Evacuations naturelles ou provoquées.

3° Enfin, les *Percepta*, c'est-à-dire les sensations, les affections morales, l'état de l'esprit, etc.

peut compromettre la santé par sa température trop élevée ou trop basse, par les alternatives trop subites de l'une ou l'autre de ces qualités, par son humidité ou son impureté.

§ 248.

2° *Aux actions* se rapportent le mouvement et le repos tant de l'esprit que du corps, le sommeil et la veille. Leur excès ou leur défaut qui sont souvent nuisibles, doivent être l'objet d'une attention particulière.

§ 249.

3° Enfin, les *Applications* comportent la multitude des causes externes, telles que les agents mécaniques, les irritants chimiques dont l'action si puissante et si multipliée doit être attentivement examinée.

§ 250.

L'Air qui peut exercer son action malfaisante par toute la surface cutanée, et qui est une cause si puissante de maladies, fixe d'abord l'attention du médecin.

§ 251.

Elle doit ensuite se porter sur l'*habitation* occupée par le malade soit avant soit depuis sa maladie. Il importe de savoir si elle est souterraine, privée d'air, trop chaude ou trop froide, trop obscure ou trop claire, si l'on y respire des exhalaisons nuisibles, végétales, animales, narcotiques ou métalliques ; si elle n'a pas été récemment bâtie, si plusieurs personnes n'y couchent pas dans le même lit, etc.

§ 252.

L'*Exposition du lieu* où le malade réside habituellement doit être connue. Il est bon de savoir s'il est enfoncé, humide, marécageux, sablonneux, exposé aux vents, s'il avoisine les montagnes, les forêts ou la mer, etc.

§ 253.

Enfin, *le Climat*, qui par la condition de l'air et du sol favorise énergiquement le développement de certaines maladies ou entraîne des modifications pathologiques très puissantes, comme le prouve l'action du changement de lieu dans certaines circonstances morbides, doit être l'objet d'un examen spécial. Il faut savoir s'il est brûlant, chaud, tempéré, frais ou froid (1).

---

(1) La température habituelle de l'air est loin de constituer à elle seule le *Climat*. L'action solaire ne se borne pas à échauffer l'atmosphère, elle exerce encore une grande influence sur les vents et sur l'humidité de l'air. Pour avoir des notions précises sur un climat donné, il faut que ces causes soient réunies au plus ou moins grand éloignement de la mer, à l'éléva-

3° *Des causes qui sont découvertes par le médecin seul.*

§ 254.

Si l'examen du malade, ayant porté sur les divers points que je viens d'indiquer, ne révèle pas les causes de la maladie actuelle ; si le patient ne peut rien indiquer sur leur nature qui lui est si souvent inconnue, comme par exemple dans les cas de miasme Epidémique ou contagieux, c'est à d'autres sources qu'il faut demander alors la connaissance de ces causes ; le médecin seul peut les chercher et seul il peut parvenir à les connaître.

§ 255.

La notion de l'Epidémie régnante, de son origine habituellement obscure et son rapprochement de la maladie actuelle, peuvent quelquefois aider beaucoup le Diagnostic de cette dernière.

§ 256.

C'est pour ce motif que le médecin doit examiner avec la plus sérieuse attention les maladies *Endémiques, la Constitution Stationnaire, les Epidémies*

---

tion du lieu au-dessus de son niveau et à la connaissance des températures moyennes, résultant de l'action du soleil et de la nature du sol.

générales, *les Saisons de l'année*, *enfin*, *le caractère Contagieux de certaines affections.*

A. *Des maladies Endémiques.*

§ 257.

Il est des localités où règnent habituellement certaines maladies spéciales ou certains caractères morbides qui, par ce fait même, sont appelés *Endémiques* (1). Tels sont le scorbut et la leucorrhée si

(1) Les maladies *Endémiques* sont celles qui frappent communément les habitants d'une même contrée, et qui reconnaissent pour cause des circonstances matérielles particulières à cette contrée. Les fièvres intermittentes, qui sont si communes dans tous les pays marécageux, la scrophule et le goître, qui sont propres à certaines localités, sont des maladies Endémiques. Il faut les distinguer avec soin des Affections *Ethnotiques*, qui sont communes à un peuple, aux habitants d'une même contrée ou d'une même ville et qui n'ont aucun rapport d'origine avec les circonstances topographiques ou climatériques. On peut citer comme exemple de ces dernières la *Plique*, qui n'attaque guère que les Polonais, même alors qu'ils sont éloignés de leur patrie, la *Suette Anglaise*, qui, au rapport de *Caïus*, son principal historien, n'atteignit que les habitants de la Grande-Bretagne, et qui les frappait en quelque point du Globe qu'ils fussent; la *Peste de Bâle*, si bien décrite par *F. de Hilden*, qui épargna tous les étrangers à quelque nation qu'ils appartinssent et qui sévit avec une violence extrême sur les seuls habitants de la ville ; enfin, la *Peste* qui a régné à Constantinople au 6e Siècle, qui a été décrite par *Procope* et par *Alexandre de Tralles*. L'un et l'autre affirment qu'elle a exclusivement porté son action sur les habitants de Constantinople, et qu'elle savait les atteindre même dans des lieux éloignés et au milieu des peuples très divers.

communs en Pologne; la fièvre intermittente dans la marécageuse Hongrie, etc. Il est au contraire des pays qui jouissent du privilége de certaines immunités morbides. C'est ainsi que les calculs urinaires et le Rachitisme sont fort rares en Pologne.

§ 258.

La connaissance de ces circonstances Endémiques livre souvent celle de la nature des maladies latentes.

B. *Du caractère Stationnaire.*

§ 259.

On appelle *Stationnaire* un caractère morbide qui règne pendant un temps indéterminé, qui s'associe d'une manière parasite aux maladies fébriles ou non, qui les soumet toutes indistinctement à sa puissance, qui a, comme les véritables épidémies, des périodes d'Augment, d'Etat et de Déclin, et qui, après une durée variable, cède sa place et son importance à un caractère Pathologique différent.

§ 260.

L'Existence du mode stationnaire n'a pas été mise hors de doute, seulement par les Observations de *Sydenham* et par celles de *Stoll*, l'expérience de chaque jour en confirme la réalité. Ainsi, nous avons vu pendant un grand nombre d'années les maladies présenter généralement un caractère très prononcé de Faiblesse, alors que rien de pareil n'avait été précédemment observé, comme l'atteste mon souvenir précis.

§ 261.

On comprend donc combien il importe d'être attentif au caractère stationnaire, et combien il peut faciliter le Diagnostic de la nature des maladies.

C. *Des Epidémies Régnantes.*

§ 262.

Le peuple est quelquefois exposé à des maladies qui attaquent *simultanément* un grand nombre d'hommes. Elles n'ont point la fixité des stationnaires, ni la possibilité de se propager par une transmission directe, comme les contagieuses : leur origine se trouve dans les qualités appréciables ou occultes de l'air, ou dans les fautes relatives au régime, comme la mauvaise nourriture des temps de disette, l'insalubrité des eaux, etc.

§ 263.

Ces maladies sont dites *Epidémiques ;* leur influence est immense et le médecin doit les prendre en grande considération toutes les fois qu'il veut déterminer la nature d'une affection actuelle. C'est ainsi que l'on voit les maladies inflammatoires ou autres régner dans certains temps d'une manière si générale, qu'il est permis de soupçonner leur existence chez certains malades, avant leur apparition manifeste.

§ 264.

Il est bon de noter un fait que l'expérience présente fréquemment à l'observation, savoir : que ce ne sont pas seulement des natures morbides déterminées, mais aussi *certaines formes spéciales* qui règnent d'une manière Epidémique et qui revêtent le caractère des maladies populaires. Ainsi, le Génie Inflammatoire se présente tantôt sous forme d'Angine, tantôt sous forme d'Ophthalmies ; il se manifeste dans certains temps par des Catarrhes, dans d'autres par des Pleurésies, etc. C'est en conséquence du même principe que les fièvres Intermittentes sont toutes larvées à certaines époques.

§ 265.

C'est pourquoi la connaissance du Génie Epidémique facilite beaucoup la détermination des maladies et conduit souvent à la découverte de leur nature cachée.

D. *Des saisons de l'année et de leur nature.*

§ 266.

L'Etat de l'Atmosphère exerce une action très

puissante sur la production, la gravité et la variété des maladies. Il importe de l'étudier avec le plus grand soin.

§ 267.

C'est surtout par la différence de leurs qualités sensibles que les diverses Epoques de l'année, Hiver, Printemps, Eté, Automne se distinguent entre elles.

§ 268.

Il est un grand nombre de maladies populaires qui sont corrélatives à ces qualités variables et qui par cela même sont dites *Annuelles*. Leur caractère est de se renouveler à chaque saison et de revenir tous les ans aux mêmes époques. Telles sont, parmi les nombreux exemples qu'on peut citer, les fièvres intermittentes du Printemps.

§ 269.

S'il est des maladies qui peuvent se montrer à toute heure et dans tout temps, comme l'affirme *Th. Sydenham*, il en est d'autres qui, semblables aux plantes et aux oiseaux, n'apparaissent qu'à certaines époques déterminées de l'année (1).

---

(1) Voir la note du § 49.

§ 270.

Quelques médecins ont singulièrement abusé de cette observation dans l'application pratique, lorsqu'ils ont voulu faire dépendre la nature de ces maladies uniquement des qualités physiques du temps. Il faut convenir néanmoins que la connaissance des conditions météorologiques facilite beaucoup, dans certains cas, la détermination précise du caractère fondamental des maladies.

§ 271.

On peut en dire autant des Perturbations Atmosphériques qui peuvent accidentellement arriver dans toute saison et qui sont des causes assez communes de maladies universelles (1). Nous sommes loin de croire cependant que les observations météorologiques suffisent pour expliquer sûrement la nature des maladies Epidémiques. Celles-ci dépendent habituel-

(1) Les grandes commotions Atmosphériques sont habituellement passagères, et pour ce motif il est rare qu'elles puissent engendrer des maladies Epidémiques. *Hippocrate*, *Baillou*, *Sydenham*, etc., affirment et l'expérience de chaque jour démontre que ce sont les qualités persistantes et fortement prononcées de l'air, qui sont principalement capables de produire des affections générales. Les perturbations météorologiques ont plus d'action sur la cessation des Epidémies que sur leur développement. La peste qui a désolé Gibraltar au 17e Siècle, a cessé subitement, d'après le récit de tous les historiens, à la suite d'un violent orage et de coups de tonnerre multipliés.

lement de causes fort diverses et tiennent beaucoup plus à des états inconnus de l'air qu'à ses qualités appréciables.

§ 272.

Enfin, les médecins ne doivent point perdre de vue l'influence qu'exerce *la nuit* sur la production des maladies et sur leurs exacerbations.

E. *Des principes Contagieux.*

§ 273.

Les maladies Contagieuses diffèrent des Epidémiques, en ce qu'elles se propagent par le contact médiat ou immédiat, et qu'elles atteignent *successivement* un grand nombre d'hommes. On ne peut cependant pas nier que certaines d'entre elles ne puissent se répandre en l'absence de tout contact, et se communiquer par cela seul qu'on se sera rapproché des malades et qu'on sera demeuré plus ou moins de temps dans leur Atmosphère.

§ 274.

Elles règnent souvent d'une manière si générale, que la connaissance de leur existence implique la notion précise de la nature des maladies au moment de leur début : telles sont la Peste, la Variole, la Rougeole, etc.

§ 275.

Quelquefois l'Endémicité ne tient qu'à la contagion. C'est par cette seule voie que la Peste d'Orient, le typhus des hôpitaux et des prisons se répandent jusqu'au moment où l'on a détruit le germe contagieux (1).

---

(1) L'Auteur confond dans cet article deux modes de transmission des maladies, qu'il est pourtant très important de distinguer dans la pratique : la transmission *par Contagion* et celle *par Infection*. Le principe *Contagieux* qui est l'élément du premier mode de propagation, est le produit d'une *Elaboration morbide* et il porte le nom de *Virus*. Le principe *Infectieux*, qui est l'élément du second mode de communication, n'est point le résultat d'un travail pathologique, il consiste dans la viciation de l'air par des Effluves marécageux, par des émanations putrides s'exhalant d'une accumulation de matières animales en putréfactions, ou produites par la viciation de l'air dans un lieu où l'on a réuni un trop grand nombre d'hommes malades ; elles portent le nom de *Miasme*.

L'action de ces deux principes varie beaucoup au point de vue de l'apparition, de la solution des maladies qui en dépendent, et aussi au point de vue des secours de l'hygiène et de la thérapeutique. C'est ainsi que les maladies contagieuses éclatent subitement au milieu des populations qui ne s'attendaient pas à leur venue. Les infectieuses, au contraire, ont habituellement des Prodrômes qui les annoncent ; la propagation des premières est beaucoup plus lente que celle des secondes, et leur marche peut beaucoup mieux être suivie. Les temps sont sans influence sur la solution des contagieuses, tandis qu'ils ont une action très marquée sur la cessation des Infectieuses. Enfin, au point de vue prophylactique, l'Isolement, les cordons sanitaires et tout ce qui

§ 276.

Il résulte de ces considérations, touchant les sources auxquelles on demande la révélation des causes morbifiques, qu'elles sont loin de nous fournir toujours une connaissance *certaine* de leur nature; que, le plus souvent, elles ne nous en donnent qu'une notion *conjecturale* et quelquefois *nulle*.

§ 277.

C'est pour cela qu'il importe d'étudier avec soin toutes les autres circonstances qui peuvent conduire à la découverte de la cause cachée, ou à la confirmation de la cause soupçonnée.

éloigne les populations contaminées des populations bien portantes est fort utile dans les maladies contagieuses; tandis que ces entraves sont le plus souvent sans action sur la propagation des principes infectieux. Il est des circonstances dans lesquelles cette double origine se réunit, et dans ce cas le Diagnostic devient très difficile; il en est même de celles où le caractère Epidémique se joint aux deux autres et constitue des faits dont l'analyse est souvent impossible. Mais ces difficultés, toutes rebutantes qu'elles sont, loin d'être un sujet de découragement, doivent au contraire servir de stimulant aux investigations scientifiques, et je déplore que l'auteur n'ait pas formulé les éléments de ces distinctions importantes.

III.

De la marche de la maladie et de ses symptômes.

§ 278.

La marche de la maladie, c'est-à-dire l'histoire de son développement, de la succession de ses phases diverses, du mode d'apparition des symptômes morbides, soit passés soit actuels, a été à tort négligée par quelques modernes ; elle mérite la plus grande attention, parce qu'elle sert à confirmer la nature de la cause morbide indiquée par le malade ou soupçonnée par le Médecin, et alors même qu'elle est entièrement inconnue à arriver jusqu'à elle par la connaissance de ses effets. Personne n'ignore combien, dans la fièvre varioleuse, la succession des périodes, la forme des boutons et l'apparition hiérarchique des autres symptômes servent à établir le Diagnostic précis de la nature de l'affection.

§ 279.

Pour arriver à connaître tous les phénomènes dont le concours et la succession indiquent la marche d'une maladie donnée, il importe d'étudier *l'état Anamnestique et l'état Présent* conformément aux règles suivantes.

1. — DE L'ÉTAT ANAMNESTIQUE.

§ 280.

L'Histoire Anamnestique de la maladie actuelle, c'est-à-dire la collection des symptômes qui se sont produits jusqu'au moment de l'arrivée du Médecin, offre plusieurs considérations dont l'examen attentif est nécessaire.

§ 281.

Pour que cette histoire soit complète et précise, il faut chercher quels phénomènes se sont présentés *dans le principe de la maladie et à son début*, c'est-à-dire comment elle a commencé ; quels sont ceux qui se sont développés *dans son cours*, c'est-à-dire les changements quotidiens qu'elle a subis ; enfin, quels *moyens de traitement ont été mis en usage*.

A. *Du Début de la Maladie.*

§ 282.

Le Médecin cherchera avant toute chose à connaître le début de la maladie actuelle et, si c'est possible, le jour précis de son apparition. Dans toutes les maladies aiguës et fébriles, il est facile et important de savoir combien de jours se sont écoulés depuis le moment où elles ont éclaté.

§ 283.

La date de la maladie et le quantième du mois doivent être indiqués de la manière suivante dans les observations écrites :

$$\frac{1 \text{ jour du mois,}}{6 \text{ jours de la maladie;}}$$

et l'on continuera ainsi durant tout le cours de la maladie: $\frac{2}{7}$, $\frac{3}{8}$ etc.

§ 284.

Il arrive souvent que le malade ou les assistants ne peuvent pas préciser l'époque du début de l'affection morbide, ou bien qu'ils se trompent dans l'indication qu'ils en donnent. Il faut alors signaler cette incertitude. C'est surtout dans les maladies chroniques qu'il est difficile de connaître l'instant précis de leur origine, mais heureusement la chose est ici beaucoup moins nécessaire, et l'on peut se contenter de l'indication de la semaine ou même de celle du mois.

§ 285.

Du reste, il convient, dans tous les cas, de diriger l'examen relatif au début de la maladie, de telle sorte que le malade soit amené à en faire spontanément la déclaration. Cette recherche exige une certaine prudence de la part du Médecin.

§ 286.

Connaître le moment où une maladie a pris naissance, c'est avoir le moyen d'assigner son âge et de prévoir sa durée (1).

B. ***Phénomènes de la maladie commençante.***

§ 287.

Le moment de l'origine de la maladie actuelle étant déterminé, il convient de chercher quels symptômes en ont signalé le début : il faut surtout tenir compte des plus généraux, des plus saillants et des plus pénibles.

---

(1) L'Auteur ne dit rien dans cet article de l'avantage de connaître l'heure précise du début des maladies. Cette omission me paraît grave. *Stahl* se plaignait avec raison que les médecins de son temps négligeaient beaucoup trop de s'informer du moment précis de l'invasion des affections morbides fébriles. On peut adresser le même reproche à ceux du nôtre. Le célèbre professeur de Hale, affirme que le Diagnostic de la nature des maladies est puissamment éclairé par cette connaissance. L'Expérience de chaque jour démontre en effet que les affections de nature purement *Inflammatoire* débutent ordinairement de deux heures à six heures du matin ; que les *Bilieuses* éclatent le plus souvent vers le milieu du jour, c'est-à dire de dix heures du matin à quatre heures du soir ; qu'enfin, le propre des *Catarrhales* est de ne se produire que vers l'entrée de la nuit , c'est-à-dire de quatre à huit heures du soir. Toute observation médicale doit donc constater non seulement le jour de l'invasion de la mlaladie, mais préciser aussi le moment de la journée auquel cette invasion s'est faite.

§ 288.

Dans le cas où les malades n'ont point fait attention aux altérations fonctionnelles de l'origine de leur mal, ou qu'ils en ont perdu la mémoire, il est du devoir du Médecin de diriger son examen de telle sorte qu'il puisse arriver à la connaissance des principaux phénomènes de cette époque : leur constatation indiquera souvent la nature primitive de la maladie.

§ 289.

Ce travail se fait d'autant plus facilement, qu'il est plus aisé de ramener l'affection actuelle à une certaine classe déterminée du système nosologique. Il faut, en effet, savoir si elle doit être classée parmi les Fièvres, ce qui est indiqué par le frisson qui a signalé son début, ou bien si elle a présenté, dès l'origine, des phénomènes Inflammatoires, Gastriques, Nerveux, etc.

§ 290.

L'apparence d'une maladie peut être entièrement modifiée dans son cours, cependant la forme qu'elle a revêtu à son début aide dans la plupart des cas à en indiquer la nature.

§ 291.

Il est par dessus tout important de savoir si elle a éclaté *subitement* ou si elle ne s'est révélée *qu'avec lenteur*, après avoir été précédée d'une période d'Opportunité, et si des *Altérations locales*, des désordres matériels se sont montrés dès le début. C'est de cette manière qu'on pourra distinguer les Affections Dynamiques d'avec les maladies Organiques (1).

C. *Des phénomènes de la maladie dans son cours.*

§ 292.

Le médecin doit ensuite demander au malade le récit de tout ce qui s'est passé dans le cours de sa maladie, depuis l'origine jusqu'au moment actuel. Il devra même, autant que possible, chercher à connaître les changements quotidiens qui s'y sont accomplis.

§ 293.

De cette manière, il suivra les alternatives de l'affection morbide dans ses périodes d'Augment et de Déclin ; il appréciera les modifications qu'elle a subies, les complications accidentelles qui l'ont aggravée, les tendances diverses que la thérapeutique, les circon-

---

(1) Dans la pratique, ce problème se présente à chaque pas et la solution en est souvent fort difficile. Je renvoie le lecteur désireux de connaître toute l'étendue de cette question et les moyens de la résoudre à ma dissertation intitulée : *De la distinction qui existe entre les maladies Nerveuses et les maladies Organiques avec les lesquelles ont peut les confondre.* Montpel. 1848.

stances extérieures ou sa propre nature lui ont imprimées ; il constatera enfin si son type a été aigu, continu, rémittent ou intermittent.

§ 294.

En parcourant ainsi l'histoire des jours qui se sont écoulés, il convient d'insister principalement sur les phénomènes et les symptômes les plus caractérisés. Ce sont ceux qui doivent surtout contribuer à former le Diagnostic.

D. *De la Thérapeutique employée jusqu'au moment actuel.*

§ 295.

Pour qu'il soit possible de distinguer les effets naturels de la maladie, et ceux des causes qui ont agi sur elle, d'avec l'action des remèdes et des autres moyens thérapeutiques, il ne faut point négliger de s'informer des médications employées depuis le début.

§ 296.

En conséquence, il convient de savoir si le malade a été saigné et combien de fois ; s'il a été purgé ; s'il a pris l'Emétique ; si on lui a administré des médicaments héroïques, en un mot, quels sont les secours médicaux ou hygiéniques qui ont été mis en usage.

Si les formules ont été conservées, il faut en prendre connaissance. En leur absence, le goût, l'odorat et les effets obtenus peuvent aider à deviner la nature des remèdes.

§ 297.

On constatera de la même manière la direction qui a été donnée à la Diététique (1); et dans les cas peu rares où des moyens superstitieux ont été mis en œuvre, il ne faut point oublier d'en tenir compte.

§ 298.

De ces recherches, il résultera la connaissance importante de l'action *favorable*, *nuisible* ou *nulle* des remèdes employés. C'est principalement sur ces renseignements que l'on fonde les indications dans les affections chroniques (2); d'ailleurs, les malades font toujours grande attention aux choses

---

(1) La Diététique ne consiste pas seulement, comme on le croit trop généralement, à régler l'usage des aliments et des boissons, elle comprend encore les indications relatives à toutes les choses non naturelles, telles que l'air, sa température et son humidité; le repos ou l'exercice; le sommeil ou la veille; les plaisirs de l'amour ou la continence; les affections de l'âme, etc, etc.

(2) Cette manière de former les indications, qui porte le nom de méthode *à juvantibus et lœdentibus*, n'est point généralement adoptée dans le traitement des maladies chroniques, comme l'auteur semble l'indiquer ici. On n'en invoque l'assistance, que lorsque les autres procédés font défaut et que la connaissance des causes, la contemplation des symptômes, la succession des périodes

qu'ils regardent comme leur ayant été utiles ou contraires, et ils oublient rarement de les signaler.

§ 299.

La connaissance et l'appréciation légitime des moyens qui ont été favorables ou nuisibles facilite toujours le Diagnostic de la maladie et le rend plus certain.

2. — DE L'ÉTAT PRÉSENT DE LA MALADIE.

§ 300.

Après avoir examiné et reconnu tout ce qui a précédé l'état actuel, le médecin aborde l'*histoire Diagnostique* de la maladie, c'est-à-dire qu'il recueille tous les phénomènes appréciables qui la caractérisent actuellement. Les symptômes, qui sont l'effet médiat ou immédiat des causes morbifères, doivent offrir les moyens les plus sûrs d'arriver à ce résultat.

§ 301.

Afin de ne rien oublier dans la recherche de ces

---

morbides, ne peuvent conduire au Diagnostic ni par conséquent aux indications. Cette méthode doit être considérée comme un pis aller, en cela qu'elle expose toujours les malades à quelques dangers. Il est vrai que la prudence médicale en tempère habituellement la gravité, il ne faut cependant l'employer jamais qu'en désespoir de cause dans les maladies chroniques et surtout dans les aiguës.

phénomènes souvent nombreux, il est nécessaire de se créer une méthode d'examen.

§ 302.

Certains médecins qui veulent étudier les altérations fonctionnelles suivant l'*Ordre Physiologique*, examinent successivement les fonctions Vitales, Naturelles, Animales, Sexuelles, etc.; mais ce procédé n'est point à l'abri de quelques difficultés.

§ 303.

L'Ordre Anatomique qui consiste à recueillir les symptômes d'après la situation topographique des parties, en commençant par la tête et en descendant successivement aux autres régions, est de beaucoup préférable. Par ce moyen, on évite des omissions graves ou des répétitions inutiles. (Max. Stoll.)

§ 304.

C'est la méthode que nous préférons et nous examinons en conséquence la tête, puis le thorax et l'abdomen; ce n'est qu'après cela que nous jetons les yeux sur les membres, que nous les arrêtons sur la surface du corps et que nous portons notre attention vers les excrétions. La nature, en plaçant les organes dans une position d'autant plus élevée qu'ils sont plus importants, semble recommander ce procédé.

A. *De la tête.*

§ 305.

La tête, qui est le point par où doit commencer notre examen, se divise en *Crâne* et *Face*.

a. Crâne.

a. a. *Extérieur.*

§ 306.

La surface externe du Crâne doit être examinée avec soin pour savoir si elle offre des *plaies*, des *contusions*, si elle est *douloureuse*, *couverte de tumeurs* ou *anormalement développée*, etc. On y rencontre quelquefois *la Teigne* ou *des Gourmes*. Les cheveux dont elle est couverte méritent une attention spéciale et il convient de constater s'ils sont *secs*, *d'une abondance incommode* (1), *difficiles à débrouiller*, *s'ils se détachent et tombent facilement*, *etc.*

---

(1) Dans une note relative au § 198, j'ai dit avoir rencontré fréquemment dans la Pratique des Phthisiques qui avaient une chevelure très abondante, et en général un système pileux très développé. Voici un fait moins commun. Un membre de l'Université, attaché il y a quelques années à l'académie de Montpellier et qui est mort dans cette ville par suite d'une Phthisie Pulmonaire, dont la marche fut très rapide, avait présenté plusieurs mois avant le moment où cette maladie se déclara le singulier phénomène suivant. Après une très vive démangeaison de la tête, et

b. Intérieur.

a. a. a. *Etat de l'Esprit*

§ 307.

Toutes les fonctions de l'Esprit sont accomplies par l'intelligence; leur altération est du domaine de la Médecine Pratique, comme il a été dit au § 140.

§ 308.

Préoccupés que nous sommes de la plus noble condition de l'humanité, nous examinons d'abord, si le malade jouit de *toute la lucidité de son Esprit*, ou bien s'il est atteint d'*Aliénation mentale*. Dans ce dernier cas, il faut se défier de tous les renseignements qu'il fournit.

§ 309.

Dans les maladies Fébriles, l'altération de l'esprit

---

sans altération appréciable de la peau du crâne, il survint une masse considérable de cheveux, de telle sorte que cette région auparavant presque entièrement dégarnie, se couvrit en peu de temps d'une chevelure très fournie. Ce phénomène si rare chez un homme de 55 ans, n'améliora pas la santé qui depuis longtemps était délabrée ; il sembla au contraire augmenter la faiblesse, et la maladie qui causa la mort parut presque immédiatement.... Y aurait-il quelque rapport entre la phthisie pulmonaire et le développement du système pileux? Je n'oserais pas l'affirmer : dans tous les cas, il convient d'enregistrer avec soin les faits qui peuvent éclairer cette question.

porte le nom de *Délire* et il est nécessaire d'observer la nature de son type et de savoir s'il est *continu* ou *rémittent*, *intermittent* ou *périodique*, c'est-à-dire alternant avec des intervalles *lucides;* s'il est *tranquille* ou *furieux;* s'il s'accompagne de *gestes inconvenants* ou *de mouvements désordonnés;* s'il est *triste, taciturne* ou *joyeux.*

§ 310.

Au point de vue de l'Etat chronique, il faut savoir s'il constitue des *Idées fixes*, *la Manie*, *la Démence*, *la Mélancolie*, etc.

§ 311.

L'*Altération des diverses Facultés de l'esprit* exige une attention spéciale, en cela qu'il importe de déterminer la nature de ses rapports avec la maladie. C'est à ce point vue qu'il convient d'examiner les diverses imbécillités, telles que la *stupidité*, l'*affaiblissement de la mémoire*, etc.; ou bien les états contraires d'*exaltation* de *l'esprit*, de *l'imagination*, etc. Les fonctions de l'intelligence comme toutes les autres peuvent être ou exaltées, ou affaiblies, ou perverties.

§ 312.

Il est des malades qui, dans le meilleur état de santé, sont stupides, imbéciles, etc. Il importe de le bien constater pour ne pas attribuer à la maladie actuelle cet état naturel de l'esprit.

b. b. b. *Inquiétudes.*

§ 313.

Le médecin examine ensuite si le malade sent ou non dans l'intérieur du Crâne des Douleurs ou quelqu'autre état pénible.

§ 314.

A ceci se rapportent la *Céphalalgie* qui, suivant son type, sera ou *continue*, ou *rémittente*, ou *périodique*; et par rapport au lieu qu'elle occupe *totale*, *partielle, sus-orbitaire, frontale, temporale, occipitale.* Elle constitue l'*hémicrânie* quand elle envahit seulement un côté, et le *clou* lorsqu'elle occupe un seul point. Suivant son intensité et sa nature, elle est atroce, avec *sensation de piqûre*, de *pulsation*, de *tension;* ou légère à divers degrés, *obtuse, vertigineuse, simulant l'ivresse*, ou enfin existant sans causer une véritable douleur.

c. c. c. *Du Sommeil.*

§ 315.

L'Esprit se repose durant le sommeil. C'est pour ce motif que nous interrogeons toujours le malade sur sa manière de dormir. L'*Agrypnie* existe quand il manque absolument. Souvent il s'accompagne d'*agitation*, de *rêvasseries*, et il est *peu réparateur;* quelquefois, au contraire, il est profond et prolongé, c'est l'*Assoupissement;* avec de la chaleur fébrile, c'est le *Coma;* avec des inquiétudes et du délire, c'est le *Coma Vigil;* enfin, il constitue la *Léthargie* quand il présente des frissons mortels (1).

b. **Face**.

§ 316.

La *Face*, partie antérieure de la tête, présente plusieurs phénomènes qui peuvent servir d'indice au médecin attentif.

a. a. *Du Visage.*

§ 317.

Le visage considéré *dans son ensemble*, est *plein* et *turgescent*, lorsque les chairs y abondent et que

(1) Les frissons que l'auteur regarde comme propres à la *Léthargie* n'en sont pas le caractère. *L'Assoupissement profond duquel on ne retire les malades qu'avec peine, la facilité avec laquelle ils y retombent, plus un oubli complet de tout ce qui se fait autour d'eux dans les courts instants de leur veille,* tels sont les signes pathognomoniques de la Léthargie. Cette maladie est considérée par les anciens et surtout par Willis, qui en a parlé en maître (de *Anima Brutorum*, part. 2e, cap. 3, p. 159), comme opposée à la *Phrénésie*, dont le caractère dominant est l'impossibilité de dormir.

la coloration rouge est bien prononcée; dans l'état opposé il est *anguleux*, *amaigri*, *exténué*, et il indique la faiblesse. Enfin, on le rencontre quelquefois *œdémateux*, comme *bouffi*, c'est-à-dire gonflé par d'abondantes sérosités.

§ 318.

Quant à sa couleur, il est tantôt *rouge*, tantôt *rosé*, tantôt *jaune*, tantôt *flavescent*, *paille*, *pâle* ou *terreux;* quelquefois il présente un mélange de ces nuances diverses; enfin, il peut être *impétigineux* ou couvert d'*exanthèmes*.

§ 319.

L'expression du visage, qui révèle si souvent l'état de l'esprit, indique, suivant les cas, la langueur, la tristesse, le rire involontaire (rire sardonique), l'affliction, l'indifférence, la morosité, la colère, etc.

§ 320.

Il est des médecins exercés qui peuvent reconnaître la nature et le siége de certaines maladies par la seule *expression de la physionomie* (1); ce talent

(1) Un médecin de l'Hôpital des Enfants de Paris, M. Jadelot, attachait la plus grande importance à la contemplation de la physionomie au point de vue du Diagnostic, souvent si difficile des maladies des Enfants. Il remarquait dans le visage trois traits

est instinctif chez eux et ils ne peuvent le communiquer. Il se fonde sur la contemplation empirique des états opposés du visage en santé et en maladie. Le Facies d'un malade en danger ne diffère pas autant de celui d'un homme bien portant, que l'aspect de celui d'un cadavre diffère de celui d'un vivant (1).

§ 321.

Hippocrate a très bien connu ces signes physiognomoniques, et il attachait la plus grande importance à leur étude. Il en a décrit quelques-uns avec un bonheur extrême, comme on peut le voir dans son livre des Prénotions. Le signalement qu'il a donné de la figure des mourants, est connu depuis sous le nom de *Face Hippocratique.*

b. b. *Des Yeux.*

§ 322.

De toutes les parties de la physionomie, il n'en est

---

principaux : l'un qu'il appelait *Oculo-Zygomatique*, était l'indicateur des maladies du cerveau et des nerfs ; le second, appelé *Nasal*, signalait celles des viscères abdominaux ; enfin, le troisième, qu'il désignait sous le nom de *Labial*, caractérisait les affections du Cœur et des Poumons... L'Expérience n'a pas confirmé l'utilité de cette espèce de chiromancie qui est aujourd'hui tout-à-fait abandonnée.

(1) Il est des maladies dans lesquelles l'aspect du visage est plus cadavéreux pendant l'agonie qu'après la mort. Le Choléra Indien, et certaines Fièvres Graves, présentent quelquefois ce phénomène aussi affreux qu'extraordinaire.

pas qui soient plus dignes d'attention, ni qui fournissent des caractères plus précis que les yeux.

a. a. a. *Des Paupières.*

§ 323.

Dans la région des yeux, les *paupières* se présentent d'abord à l'observation : il faut examiner si elles sont *mobiles* ou *immobiles*, *paralysées* ou *affaiblies*, *tremblantes* ou *convulsées*, *closes*, *demi-closes*, *involontairement ouvertes*, *châssieuses* ou *renversées*, etc. Il convient de s'assurer de l'état des parties qui les avoisinent et de voir surtout si vers l'angle interne il existe des tuméfactions ou un enfoncement, de la rougeur ou de la pâleur. Ces organes sont en commerce très intime avec l'utérus.

b. b. b *Du Globe de l'œil.*

§ 324.

Après cela, l'attention doit se porter sur le globe de l'œil qui, suivant les diverses maladies, présente des caractères différents.

§ 325.

On doit considérer sa mobilité, qui quelquefois est convulsive ; sa rotation, son immobilité, son spasme, sa saillie ou son enfoncement.

§ 326.

La membrane albuginée est tantôt *enflammée*, tantôt *rouge* ou légèrement *injectée*, tantôt comme *couverte de sable*, ainsi qu'il arrive dans plusieurs maladies contagieuses ; tantôt elle est *jaune* ou *paille*, comme dans l'Ictère et la Polycholie ; tantôt *plombée*, comme chez les malades atteints d'affections muqueuses ou vermineuses ; tantôt *blanche* et *brillante*, comme chez les personnes bien portantes ; tantôt *sèche*, tantôt *involontairement humide*.

§ 327.

La Pupille elle-même est ou *extraordinairement dilatée*, ou *contractée*, ou *lente à se mouvoir*, ou tout-à-fait *immobile*.

c. c. c. *Du Regard.*

§ 328.

La Direction des yeux ou *Regard* peut, dans certains cas, aider beaucoup la connaissance de la nature des maladies. Il est *volontaire* et *plein de vigueur*, ou *involontaire*, *vague*, *Fixe*. Suivant les états divers de l'esprit, on le rencontre *gai*, *languissant*, *farouche*, *menaçant*, etc.

d. d. d. *De la Vue.*

§ 329.

Les altérations diverses de *la Vue* constituent des

phénomènes dont la connaissance est fort utile. Elle peut être ou *complétement détruite*, ou momentanément *éteinte*, ou seulement *affaiblie*. Dans quelques cas, elle est exagérée, ce qui constitue la *Photophobie*, ou bien *double (Ambliopie)*, *diurne (Héméralopie)*, *nocturne (Nictalopie)*, *obscure*, etc.

c. c. *Du Nez*.

§ 330.

Après l'examen des yeux, le médecin porte son attention sur le nez, qui lui présente des modifications dans sa forme extérieure, et dans les fonctions qu'il remplit, c'est-à-dire dans l'odorat.

§ 331.

Le *nez* peut être *rouge*, *chaud*, *brûlant*, comme il arrive souvent chez les phthisiques ; ou *tuméfié*, *amaigri*, *ulcéré*, couvert de *croûtes impétigineuses*, etc.

§ 332.

Les narines causent de la *démangeaison* ou sont *dégouttantes* de mucus ou de sang; quelquefois on les rencontre *bouchées*, *sèches* à des degrés divers, *fuligineuses*, c'est-à-dire obstruées par une poussière emblable à du sang desséché.

§ 333.

Il est bon d'observer si *les ailes* du nez s'agitent sous l'influence d'une respiration haletante. Enfin, il faut savoir si le malade *éternue* fréquemment ou pas du tout.

§ 334.

L'odorat est tantôt entièrement aboli, tantôt seulement *diminué*, quelquefois *dépravé*, comme dans l'Ozène ou le Coryza, etc.

d. d. *Des Joues.*

§ 335.

Les joues sont *pâles*, ou présentent des nuances diverses qui vont du *rouge-rose* au *rouge-jaune* et au *livide*. Ces couleurs différentes sont répandues sur le visage tantôt uniformément et tantôt par plaques; elles sont *constantes* ou *passagères;* quelquefois elles ne se montrent qu'après le repas ou le sommeil. Souvent c'est une seule joue qui rougit ou se colore.

e. e. *De la Bouche.*

§ 336.

La *Bouche* offre plusieurs objets à considérer. C'est à la série des phénomènes qu'elle présente que se rapportent l'examen des Lèvres, des Gencives, des Dents, de la Langue, du Pharynx; celui de la Déglutition, de l'Odeur de l'Haleine, du Goût, de l'Appétit, de la Soif ; enfin, celui de la Voix elle-même. Ils présentent d'utiles indications sur la nature des maladies et sur leur forme.

a. a. a. *Des Lèvres.*

§ 337.

Les *Lèvres* sont tantôt *humides*, *pleines de mucosités* ou de *salive*, tantôt, au contraire, *sèches* ou *hâlées ;* on les voit *tremblantes*, *gonflées*, *couvertes de boutons ;* quelquefois trop *ouvertes*, et *bâillant* d'une façon morbide ; quelquefois *fermées*, *déviées*, *allongées en museau* ou *pleines d'écume*.

§ 338.

La contraction spasmodique du muscle orbiculaire qui laisse apercevoir les dents dans la bouche entre-ouverte, est un signe Empirique qui indique un grand danger chez les malades très faibles.

b. b. b. *Des Gencives.*

§ 339.

Les *Gencives* peuvent être *molles*, *livides*, *scorbutiques*, *ulcérées*, *tuméfiées*.

c. c. c. *Des Dents.*

§ 340.

Il convient de savoir si les Dents sont *sales*, *dé-*

chaussées, *cariées*, *vacillantes*, *faibles*, *froides*, *douloureuses*, *serrées*, *grinçantes*.

d. d. d. *De la Gorge*.

§ 341.

Il est certaines maladies dans lesquelles la gorge mérite un examen spécial. Elle est quelquefois *rouge* et *enflammée*, quelquefois, au contraire, *pâle*, *fongueuse*, *gonflée*, et, dans certains cas, *sèche*, *aride*, *ulcérée*, *aphteuse*.

e. e. e. *De la Langue*.

§ 342.

La *Langue* des malades doit être examinée attentivement et touchée à plusieurs reprises. L'importance de ses rapports avec les voies digestives et aériennes, ainsi que celle des fonctions qui lui sont spéciales, rendent très utile, au point de vue du Diagnostic, l'étude des modifications diverses qu'elle subit dans les maladies.

§ 343.

Il faut avant tout observer le mouvement de ses muscles. Tantôt cet organe est tout-à-fait *immobile*, tantôt *il se meut et s'avance avec difficulté;* tantôt il est *tremblant* pour des causes très diverses; tantôt enfin le malade le montre complétement et avec promptitude, ce qui est un bon signe (1).

---

(1) L'auteur oublie ici un fait important. Il est des cas

§ 344.

Les Altérations de la Langue modifient puissamment *la Parole;* elles la rendent impossible, ou diversement embarrassée, *balbutiante, hésitante*, etc.

§ 345.

La manière dont le malade répond aux questions qu'on lui adresse mérite une grande attention. Il n'est pas indifférent de constater si sa réponse est *tardive* ou *prompte.* Il convient en outre de savoir s'il est loquace ou taciturne.

§ 346.

Il faut considérer encore le *volume* de cet organe qui est tantôt *augmenté* et tantôt *diminué.* Quelquefois *mou* et *gonflé*, il remplit toute la Bouche, quelquefois au contraire *dur* et *contracté*, il ne présente qu'une saillie peu considérable.

§ 347.

Au point de vue de sa *sécheresse* ou de son *humidité*, la Langue offre un grand nombre de va-

---

où le malade ayant montré sa langue, la laisse pendante au dehors ou ne la ramène dans l'intérieur de la bouche que longtemps après et lorsqu'on l'y engage. C'est là un signe d'altération de l'intelligence, et principalement un caractère de cette forme d'hébétude qu'on nomme *stupeur*.

riétés. Chez les personnes bien portantes, elle est modérément *molle* et *humide*. En maladie, on la trouve *collante*, *sèche*, à des degrés divers, *aride* et semblable à du bois; quelquefois même elle est *gercée*, *râpeuse* et *dépouillée*. Dans d'autres circonstances, elle est couverte de vésicules, d'aphtes ou d'ulcères.

§ 348.

Enfin, les Médecins ont l'habitude d'observer avec soin sa couleur et sa netteté.

§ 349.

La couleur qui varie du *rouge* au *pâle* et au *blanc* doit être appréciée avec réserve; en général, ces nuances indiquent peu. Elle peut être très différente chez des personnes également bien portantes et varier beaucoup suivant les aliments qui ont été récemment pris. C'est ainsi que l'usage des acides ou du tabac la rend pâle; celui des cérises la rend vermeille: après certains robs on la trouve brune ou noire, et jaune après la Rhubarbe.

§ 350.

Les saletés, les diverses impuretés qui la couvrent fournissent des indications plus sérieuses. Cependant les bien portants n'ont pas toujours la Langue nette.

§ 351.

On appelle *sale* toute Langue qui est couverte

d'un enduit que les lotions ou le frottement ne peuvent pas enlever. Cette couche muqueuse est tantôt *jaune*, tantôt *blanche* et *limoneuse*, quelquefois *sombre* et même *noire*. Elle s'étend sur toute la surface de l'organe, ou seulement elle en couvre la racine ou l'un de ses côtés.

§ 352.

La Langue qui est couverte de filaments nombreux et proéminents, de villosités que le Doigt peut toucher et mouvoir, est appelée *Villeuse*.

f. f. f. *De la Déglutition.*

§ 353.

Le Médecin ne doit pas négliger les diverses lésions de la *Déglutition* : cette fonction peut être difficile et constituer la *Dyphagie; douloureuse*, *sonore* ou *absolument abolie*. Il faut, dans tous les cas, bien prendre garde que ces divers états ne puissent pas tenir à la position du malade dans le lit.

g. g. g. *De l'Odeur de la Bouche.*

§ 354.

L'*Odeur* de la *Bouche* qui s'aperçoit lorsque le malade parle, qu'il expire ou qu'il fait des éructations, fournit des signes qui contribuent à fixer le Diagnostic de la maladie. Tantôt cette odeur est *acide*, tantôt *fétide*, *nidoreuse*, *putride*, en un mot *repoussante* pour des motifs très différents. Les causes de ces phénomènes peuvent être la saleté ou la carie des dents, l'ulcération du pharynx, la pénurie d'aliments ou l'ingestion de substances de mauvaise qualité, le ptyalisme, une mauvaise digestion, la présence d'une saburre vermineuse dans l'estomac, l'existence des règles, le Scorbut, la Variole, la Phthisie Pulmonaire.

h. h. h. *Du Goût.*

§ 355.

Le *Goût* peut être très diversement altéré dans les maladies, et ces viciations méritent attention. On le rencontre ou *nul* ou *diminué*, ou différemment modifié, *amer*, *putride*, *pâteux*, *acide*, *douceâtre*, *métallique* ou *nauséeux*.

i. i. i. *De l'Appétit.*

§ 356.

Le Désir d'aliments solides ou l'*Appétit* fournit des indications utiles. Il peut être *Exagéré* et comparable à celui du Chien, du Bœuf; *Illégitime* ou au contraire *Instinctif; Dépravé* et portant sur des substances qui ne servent pas à l'alimentation. Dans ce dernier cas, il constitue le *Pica* ou *Malacie.* Enfin, il peut être *Diminué* à des degrés divers : si cette diminution n'est pas accompagnée de dégoût pour les Aliments, elle constitue l'*Anorexie ;* avec dégoût et envies de vomir, c'est la *Nausée ;* s'il y a des régurgitations, c'est la *Vomiturition;* enfin, avec éjection violente par la bouche, des matières contenues dans l'estomac, il constitue le *Vomissement.* Il est pourtant des cas où cet effort d'expulsion s'accomplit à vide.

k.k.k. *De la Soif.*

§ 337.

Les Altérations de la soif ou appétence des boissons, sont aussi nombreuses que celles de l'appétit et peuvent, comme elles, servir à éclairer le Diagnostic. La soif est tantôt *Augmentée* et *insatiable;* tantôt *Dépravée*, c'est-à-dire portant sur des choses extraordinaires; le plus souvent elle est constituée par le désir *instinctif* de boissons *salutaires*, *froides*, *acides;* quelquefois elle est absolument *Nulle*, ce qui constitue l'*Adipsie*, que l'on rencontre fréquemment chez les hystériques et les maniaques : dans certains cas, enfin, les malades ont une telle horreur pour les boissons de toute espèce, que leur vue seule les met en convulsion, comme il arrive dans l'*Hydrophobie* (1).

---

(1) *L'Hydrophobie* constitue une affection spéciale, dont les caractères sont bien connus. Mais l'horreur de l'eau avec difficulté dans la Déglutition, peut se présenter accidentellement, dans certaines maladies et surtout à la dernière période de quelques fièvres graves. Elle constitue dans ces circonstances un phénomène des plus inquiétants. Il importe beaucoup de ne pas confondre ces deux Etats. Dans le premier cas, l'horreur de l'eau s'accompagne d'odaxime, tandis qu'habituellement ce symptôme n'existe pas dans le second.

l. l. l. *De la Voix.*

§ 358.

La voix des malades est le dernier objet de cette division qu'il faut examiner. Elle peut être *Nulle*, comme dans l'Aphonie, ou très *affaiblie*. Elle présente de grandes variations quant à son timbre, et on la trouve tantôt *Grave* et *Rauque*, tantôt *Aiguë*, tantôt *Nasale*, tantôt *Plaintive*, etc. Les diverses affections de l'âme lui impriment des modifications corrélatives.

f. f. *Des Oreilles.*

§ 359.

Pour compléter l'examen de tout ce qui se rapporte à la face, le médecin doit observer *les Oreilles* qui peuvent être trop *Sèches*, *Obstruées* par des corps étrangers, *laissant suinter du Pus ou du Sang*, *Rouges*, *Pâles*, *Froides*, *Rétractées*, *Gonflées*, *Enflammées*, *Ulcérées*, etc.

§ 360.

L'*Audition* peut être *Exaltée*, *Diminuée* et dure; entièrement *Abolie*, ce qui constitue la Cophose; ou enfin *Altérée*, avec *Bourdonnement* ou *Tintonin*, etc. (1).

---

(1) Dans cet article sur l'examen du visage l'auteur n'aurait pas dû oublier de rappeler l'attention spéciale que mérite le Front. Cette partie de la tête fournit au Diagnostic et au Pronostic des signes fort importants que le clinicien ne doit jamais négliger. Dans ma dissertation sur la *Valeur respective des sources du Diagnostic*

g. g. *Du Cou.*

§ 361.

Après avoir contemplé avec soin les diverses parties de la tête que nous venons d'indiquer, le médecin descend vers le thorax en passant par le cou. A l'extérieur de cette dernière région, il peut apercevoir des inflammations, des tumeurs variées, des engorgements scrofuleux, des ulcères, des gourmes, le battement violent des carotides ; ainsi que des altérations variables dans le larynx, les glandes ou les muscles, etc. L'Intérieur du cou se rapporte à tout ce que nous avons dit de la déglutition et de la voix.

b. De la Poitrine.

§ 362.

En examinant dans la poitrine les signes de la maladie actuelle, nous avons à remarquer d'abord la *Respiration.* Comme fonction vitale, elle est fort importante. C'est à elle que se rapportent la *Toux* et le *Hoquet.* Ensuite, il faut considérer toutes les conditions internes ou externes du thorax ; et enfin la position du tronc ou le Décubitus.

---

médical (Montpel. 1849), j'ai fait voir combien il importe d'étudier au point de vue du Diagnostic les diverses plicatures horizontales et verticales que présente la peau de cette partie de la tête. Le lecteur trouvera des détails complets à ce sujet dans une thèse célèbre soutenue à Hâle au siècle dernier sous la présidence de Büchner, par L. Wilmans, qui a pour titre : *de Fronte morborum interprete.*

a. *De la Respiration*

§ 363.

La *Respiration* des malades mérite l'examen le plus sérieux. L'utilité des signes fournis au Diagnostic par les altérations diverses de cette fonction, est proportionnée à son extrême importance

§ 364.

Bien que les Phénomènes Respiratoires et tous les détails qui s'y rapportent soient plus facilement apercevables que ceux de la Circulation, leur étude ne donne cependant pas des signes plus certains que ceux qui sont fournis par l'exploration du battement des artères. D'ailleurs, le mouvement du sang peut toujours être exactement apprécié par l'état de la Respiration, alors même que tout examen du Pouls est impossible. L'Expérience a démontré, en effet, que le Pouls bat six fois dans la durée d'une seule respiration (1). Ce rapport devient précieux chez les enfants à cause des variations infinies des battements artériels auxquelles ils sont exposés.

---

(1) Le rapport le plus généralement admis dans l'état de santé entre le pouls et la respiration, est : : 4 : 1. Les variations de cette proportion sont fort importantes. Elles constituent, dans certains cas, les signes les plus caractérisés de l'existence de la Fièvre, et le Diagnostic ne peut se passer des renseignements qu'elles fournissent. Dans quelques maladies fébriles graves, principalement dans le Typhus, et les affections Typhoïdes, il n'est pas rare de rencontrer le Pouls plus lent que dans l'état normal, et l'on serait porté à croire qu'il n'exitse pas de fièvre

§ 365.

Pour explorer avec soin la fonction respiratoire, il importe de contempler pendant un certain temps les mouvements alternatifs d'Inspiration et d'Expiration, alors qu'on a engagé le malade à les faire profonds. De cette manière, on connaît avec précision le mode respiratoire propre à la maladie (1), et l'on peut observer les phénomènes qui se produisent pendant une respiration très ample.

§ 366.

Le Rhythme de la Respiration présente des varia-

---

si l'on s'en rapportait exclusivement à ce signe, comme on le fait trop souvent. Mais l'examen comparatif des deux fonctions Respiratoire et Circulatoire, en démontrant l'altération du rapport qui les unit facilite beaucoup le Diagnostic. Dans ces circonstances la respiration, au lieu de s'harmoniser avec la lenteur du Pouls, conserve son rhythme normal ou même présente un mouvement accéléré, d'où il résulte une proportion nouvelle, qui est : : 3 : 1, : : 2 : 1, et que j'ai vue même un peu inférieure à cette dernière. La détermination et l'appréciation du mouvement fébrile exige donc une étude attentive de ce rapport. Il fournit, dans les cas dont nous parlons, des signes bien plus certains que la contemplation isolée du Pouls ou de la Respiration.

(1) Ce n'est pas un bon moyen pour arriver à connaître le mode de respiration qui est propre à une maladie donnée, que de prévenir le malade et de l'engager à respirer profondément. L'imagination a une influence très grande sur cette fonction, et pour l'étudier dans les formes spéciales que lui impriment les affections diverses, surtout pour arriver à connaître avec exactitude le rapport dont nous avons parlé dans la note précédente, il importe d'examiner cette fonction, sans que le patient puisse se douter qu'on l'observe.

tions très nombreuses. Cette fonction peut être *Lente* ou *Rapide; Intermittente* ou *Nulle;* cette dernière circonstance constitue l'*Apnée*.

§ 367.

Suivant le développement plus ou moins étendu des parois thoraciques, la Respiration est *grande*, *petite*, *profonde*, *sublime*.

§ 368.

Quant aux anxiétés dont elle s'accompagne, on la divise en *Anxieuse*, *Dyspnoïque*, *Laborieuse*. Elle est *Orthopnéïque*, lorsqu'elle ne peut s'accomplir, que le tronc est élevé et avec de grands efforts de la part des muscles des Epaules et du Thorax. Enfin, on distingue la respiration *Suffocante*, *Doublée*, *Entrecoupée*. La douleur qui l'accompagne quelquefois peut être *Oppressive* ou *Poignante*, et dans les deux cas fixe ou vague, continue ou périodique, interne ou externe, s'augmentant ou non par la pression.

§ 369.

Relativement aux bruits divers qui coïncident avec les deux mouvements d'Inspiration et d'Expiration, elle est dite *Sibilante*, *Asthmatique* (1), *Suspirieuse*, *Plaintive* ou *Stertoreuse*.

---

(1) Pourquoi distinguer la Respiration *sibilante* d'avec la respiration *Asthmatique* ? Cette dernière a pour caractères physiques extérieurs la *Sibilance*, qui s'entend à distance, dans les deux mouvements d'Inspiration et d'Expiration, avec prolongement de

§ 370.

L'air expiré peut être *chaud*, *froid* ou *fétide*.

§ 371.

Il existe encore des différences essentielles et dignes de remarque entre la respiration qui se fait par la dilatation seule du Thorax, sans participation des muscles abdominaux, et celle qui au contraire s'accomplit par le seul mouvement de ces derniers. La première est dite *Thoracique;* elle indique que le siège du mal est dans les organes de l'Abdomen; la seconde est appelée *Abdominale*, et elle se produit lorsqu'il existe de très graves lésions dans la poitrine.

§ 372.

Enfin, il ne faut point négliger de signaler la Respiration *Oblique*. Son caractère est la dilatation inégale des deux côtés du thorax qui provient de ce que l'un des organes de cette cavité est plus compromis que l'autre.

b. *De la Toux.*

§ 373.

L'examen du malade alors qu'il respire naturellement, ou bien alors qu'il fait une inspiration pro-

---

ce dernier. L'auteur a-t-il craint qu'on fut exposé à confondre la Sibilance Asthmatique avec le bruit qui est propre à certaines autres maladies, par exemple, au Croup ou à l'Œdème de la Glotte? Il suffit d'avoir vu un seul malade atteint de ces dernières affections pour être désormais à l'abri de toute erreur de ce genre.

fonde, indique s'il est tourmenté par la *Toux*, c'est-à-dire s'il expire avec violence et avec éclat sous l'influence d'un stimulus particulier.

§ 374.

Il n'est pas rare qu'il précise avec exactitude le point sur lequel ce stimulus agit principalement, et il peut alors rapporter l'origine de la toux au larynx, à la poitrine, ou bien encore à l'estomac ou à quelque autre partie de l'abdomen. Suivant l'une ou l'autre de ces circonstances, la Toux est dite *Laryngée*, *Trachéale*, *Pulmonaire* ou *Thoracique*, *Gastrique*, ou *Abdominale*.

§ 375.

Quant à son intensité, la toux est infiniment variable, et peut être ou très *Légère, Violente, Suffocante, Convulsive;* avec constriction spasmodique ou avec vomissement subséquent.

§ 376.

Quelquefois elle est *sans douleur*, quelquefois, au contraire, elle est *très pénible* et produit dans le thorax ou l'abdomen des sensations ingrates d'ardeur, de piqûre, de constriction.

§ 377.

Enfin, elle est *sèche*, lorsque ses efforts ne donnent lieu à aucune excrétion ; *humide*, lorsqu'elle amène des crachats.

c. *Du Hoquet.*

§ 378.

L'Altération respiratoire qui a pour cause la convulsion de l'Œsophage constitue le Hoquet. Il est des maladies dans lesquelles ce symptôme est très pénible et même inquiétant; il importe donc de ne jamais oublier d'interroger les malades à son sujet. Lorsqu'il se produit en présence du Médecin, il est toujours aisément reconnu.

d. *De l'Etat Intérieur de la Poitrine.*

§ 379.

Le Médecin doit observer avec le plus grand soin les sensations diverses que le malade éprouve dans l'intérieur de la poitrine, surtout lorsqu'il peut craindre l'existence de quelque altération organique. Le sentiment d'un poids considérable, d'une ardeur fixe, de la fluctuation, d'un état indéfini d'anxiété, les palpitations du cœur, peuvent fournir au Diagnostic des signes fort utiles.

§ 380.

Pour arriver à la détermination précise de l'Etat intérieur des organes de la cavité thoracique dans certaines maladies, et pour l'apprécier avec justesse, il faut en outre recourir à la percussion légère des parois de la poitrine (1).

---

(1) Cet article sur l'Examen de la Poitrine et des organes qu'elle renferme est évidemment très incomplet. Il l'est devenu

§ 381.

Enfin, les *Battements du Cœur* qui sont quelquefois plus rapides, plus intenses et sans rapport avec ceux des artères, exigent une attention spéciale, surtout dans les maladies de l'organe central de la circulation et de ses annexes.

---

surtout depuis que la science possède deux modes d'exploration de l'état matériel de ces organes, qu'il n'est plus permis de négliger aujourd'hui : La *Percussion* et *L'Auscultation*. Le premier, dont les travaux d'Awenbruger avaient révélé les avantages, était seul connu à l'époque où Hildenbrand écrivait son livre, à la fin du siècle passé ; le second, dont la découverte est due à Laënnec, n'a été introduit dans la science que postérieurement. Quelques Cliniciens contemporains de l'école anatomique les ont perfectionnés et agrandis. Ils en ont exposé l'utilité et les détails pratiques dans des traités généraux de Pathologie, ou dans des écrits spéciaux. Ces derniers sont assez nombreux et assez connus pour qu'il soit inutile d'insister sur cet objet. Le traité d'Auscultation de Laennec, celui de Percussion de M. Piorry, le manuel d'Auscultation de Barth et Roger, celui de Percussion et d'Auscultation d'Andry, etc. etc., sont entre les mains de tout le monde, et c'est à eux que je renvoie les lecteurs désireux de connaître à fond cette matière. Je crois pourtant avantageux de présenter ici trois tableaux synoptiques, qui auront l'avantage de résumer dans un cadre très étroit les diverses manières d'être, soit normales soit morbides de la poitrine et du cœur, au double point de vue de la Percussion et de l'Auscultation. Je les emprunte à peu près textuellement au manuel pratique de Percussion et d'Auscultation de F. Andry. Les modifications que j'y ai introduites, m'ont parues légitimées par la nécessité de mettre de la concordance entre le langage et les idées doctrinales.

TABLEAU SYNOPTIQUE.

des principales manières d'être des organes thoraciques, soit à l'état normal, soit à l'état morbide, considérés au point de vue de la Percussion.

SON THORACIQUE.	Normal.............		Etat normal général. — Pleurodynie. — Pleurésie sèche. — Catarrhe Bronchique. — Croup. — Coqueluche. — Asthme nerveux. — Angine de poitrine. — Péricardite sèche. — Palpitations nerveuses. — Lésions des valvules sans hypertrophie. — Certaines lésions thoraciques mais profondes et masquées.
	Sus-normal. Lésions...	Des Parois pectorales....	Emphysème. — Hernie pulmonaire, stomacale, etc.; présence d'organes sonores limitrophes.
		De la Plèvre..........	Pneumo-Thorax.
		Du Poumon..........	Emphysème. — Catarrhe Bronchique sec. — Dilatation des bronches. — Cavernes.
		Du Péricarde.........	Pneumo-Péricarde.
		Du Cœur............	Atrophie. — Déplacements congénitaux ou acquis.
	Sous-normal. Lésions....	Des Parois...........	Œdème. — Collections purulentes et sanguines. — Cancers. — Organes limitrophes.
		De la Plèvre..........	Fausses membranes. — Hydrothorax. — Hydro-Pneumo-Thorax.
		Du Poumon..........	Atrophie. — Congestions. — Œdème. — Pneumonie — Gangrène. — Epanchement sanguin limité dit Apoplexie. — Phthisie.
		Des gros vaisseaux.....	Anévrismes thoraciques.
		Du Péricarde.........	Hydro-Péricarde.
		Du Cœur............	Hypertrophie. — Congestion.
		Extérieures..........	Quelles qu'elles soient ayant pour effet la compression du Poumon.
	Remplacé par.........	Bruit métallique...... Bruit de pot fêlé...... Bruit humorique......	Cavernes tuberculeuses. — Hydro-Pneumo-Thorax. — Hydro-Pneumo-Péricarde.
		Claquement costo-hépathique (Saussier)	Pneumo-Thorax droit.

TABLEAU SYNOPTIQUE

des bruits respiratoires et des manières d'être correspondantes des organes respirateurs.

BRUIT RESPIRATOIRE.

- **1° Normal.** — État normal général. — Certaines lésions, ou ne gênant pas assez le libre passage de l'air (catarrhe bronchique des grosses bronches), ou trop disséminées (pneumonies lobulaires), ou trop profondes (tubercules) pour ne pas être masquées.
- **2° Modifié.**
  - **Dans son rhytme.**
    - CONTINUITÉ.... (Respiration saccadée). | Pleurodynie. — Pleurésie partielle. — Tubercules. — Emphysème. — Dyspnées nerveuses. — Coqueluche. — Corps étrangers.
    - FRÉQUENCE.....
      - Respiration plus fréquente. | En général, une lésion aiguë des organes respiratoires.
      - Respiration moins fréquente, rare. | Certaines affections cérébro-spinales.
    - DURÉE........
      - Respiration prolongée.
        - *Aux deux temps, et surtout au premier.* | Certaines affections cérébro-spinales.
        - *Au second temps seulement* | Phthisie. — Emphysème. — Pleurésie. — Induration pulmonaire.
      - Respiration courte.
        - *Au premier temps seulement.* | Emphysème. — Phthisie. — Pleurésie aiguë.
        - Aux deux temps avec intensité..
          - Normale. | Affection nerveuse.
          - Exagérée. | Course rapide, émotion, etc.
          - Diminuée. | Pleurodynie. — Péritonite.
  - **Dans sa force...**
    - Respiration forte, puérile. | Diminution de la respiration plus ou moins loin. — Tubercules. — Pneumonie lobulaire. — Épanchements pleurétiques. — Certains états nerveux.
    - Respiration faible ou nulle | Obstruction d'un point quelconque des canaux aériens par un obstacle, soit interne (catarrhes et rétrécissement des bronches), soit externes (ganglions bronchiques, tubercules infiltrés, cancers, tumeurs thoraciques ou abdominales, déformation rachitique. — Phthisie au premier degré. — Emphysème. — Atrophie du poumon. — Fausses membranes. — Épanchement pleurétique. — Pneumo-thorax. — Corps étrangers et certaines affections laryngées ou pharyngées.
  - **Dans son timbre.**
    - Respiration sèche ou humide. | Catarrhe bronchique. — Tubercules. — Emphysème. — Induration pulmonaire.
    - Respiration humide. | Premier degré des râles humides. (Voyez plus bas.)

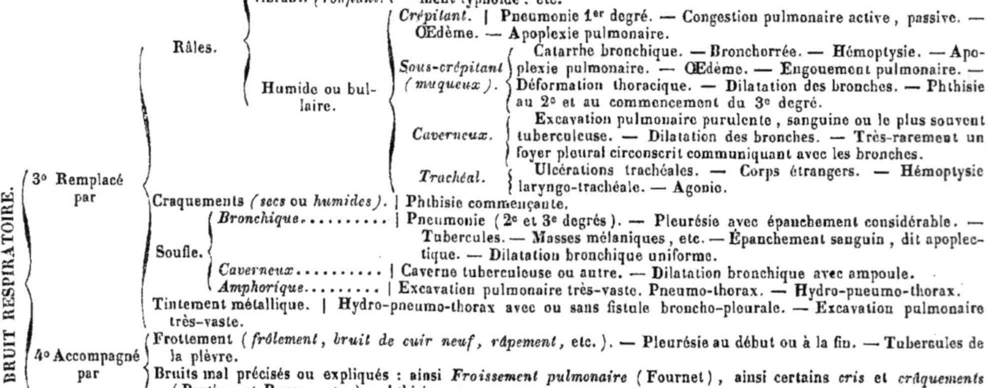

BRUIT RESPIRATOIRE.

- **3° Remplacé par**
  - **Râles.**
    - Sec ou vibrant. — *sibilant, ronflant.* | Catarrhe bronchique. — Emphysème. — Accès d'asthme. — Phthisie. — Engouement typhoïde, etc.
    - Humide ou bullaire.
      - *Crépitant.* | Pneumonie 1er degré. — Congestion pulmonaire active, passive. — Œdème. — Apoplexie pulmonaire.
      - *Sous-crépitant (muqueux).* | Catarrhe bronchique. — Bronchorrée. — Hémoptysie. — Apoplexie pulmonaire. — Œdème. — Engouement pulmonaire. — Déformation thoracique. — Dilatation des bronches. — Phthisie au 2e et au commencement du 3e degré.
      - *Caverneux.* | Excavation pulmonaire purulente, sanguine ou le plus souvent tuberculeuse. — Dilatation des bronches. — Très-rarement un foyer pleural circonscrit communiquant avec les bronches.
      - *Trachéal.* | Ulcérations trachéales. — Corps étrangers. — Hémoptysie laryngo-trachéale. — Agonie.
  - Craquements (*secs* ou *humides*). | Phthisie commençante.
  - **Soufle.**
    - *Bronchique*.......... | Pneumonie (2e et 3e degrés). — Pleurésie avec épanchement considérable. — Tubercules. — Masses mélaniques, etc. — Épanchement sanguin, dit apoplectique. — Dilatation bronchique uniforme.
    - *Caverneux*.......... | Caverne tuberculeuse ou autre. — Dilatation bronchique avec ampoule.
    - *Amphorique*........ | Excavation pulmonaire très-vaste. Pneumo-thorax. — Hydro-pneumo-thorax.
  - Tintement métallique. | Hydro-pneumo-thorax avec ou sans fistule broncho-pleurale. — Excavation pulmonaire très-vaste.
- **4° Accompagné par**
  - Frottement (*frôlement, bruit de cuir neuf, râpement,* etc.). — Pleurésie au début ou à la fin. — Tubercules de la plèvre.
  - Bruits mal précisés ou expliqués : ainsi *Froissement pulmonaire* (Fournet), ainsi certains *cris* et *craquements* (Barthez et Roger, etc.), phthisie, etc.

TABLEAU SYNOPTIQUE

des bruits du cœur et des principales conditions physiologiques ou morbides correspondantes.

BRUITS DU CŒUR.

- **Normaux**........... *Tic-tac*, c'est-à-dire deux bruits : le premier un peu plus sourd et plus long, isochrone au pouls, et par conséquent à la systole ventriculaire ; le second, plus clair et plus court : entre eux un silence très-court; puis, après le second, un silence plus long. Le premier s'entend à son maximum, en dessous et un peu en dehors du sein ; le deuxième en dessus et en dedans...... | État normal.
- **Modifiés**..........
  - DANS LEUR SIÉGE...... | Déplacements du cœur congénitaux ou acquis.
  - DANS LEUR ÉTENDUE...
    - Plus étendus... | Hypertrophie du cœur, surtout excentrique. — Augmentation de densité des parties voisines.
    - Moins étendus. | Atrophie ou Hypertrophie concentrique. — Emphysème.
  - DANS LEUR INTENSITÉ...
    - Plus intenses (*bien frappés*)..... | Palpitations. — Hypertrophie.
    - Moins intenses. (*Sourds, enroués, lointains ou nuls*).... | État syncopal. — Atrophie. — Hypertrophie. — Caillots. — Endocardite. — Hydropéricarde. — Pneumo-Péricarde. — Embonpoint. — Emphysème.
  - DANS LEUR TIMBRE.....
    - Plus clairs.... | Dilatation des cavités du cœur. — Chlorose. — Maigreur. — Estomac distendu par des gaz.
    - Moins clairs.. | Voyez moins intenses.
    - Plus secs et *parcheminés*. | Épaississement des valvules.
  - DANS LEUR RHYTHME...
    - *Fréquence*.
      - Plus fréquents.... | État fébrile et quelquefois état nerveux, Agitation, Mouvements violents.
      - Moins fréquents. | Affections cérébrales. — Quelques fièvres graves — Typhus. — Pléthore vraie. — Action de quelques remèdes (Digitale).
    - *Succession* (irréguliers, intermittents)... | Caillots. — Affections organiques, et surtout rétrécissements. — Palpitations. — Névroses. — Faiblesse. — Agonie.
    - *Nombre* (trois ou quatre bruits, et quelquefois un seul au lieu de deux). — Affections organiques, en général rétrécissements.

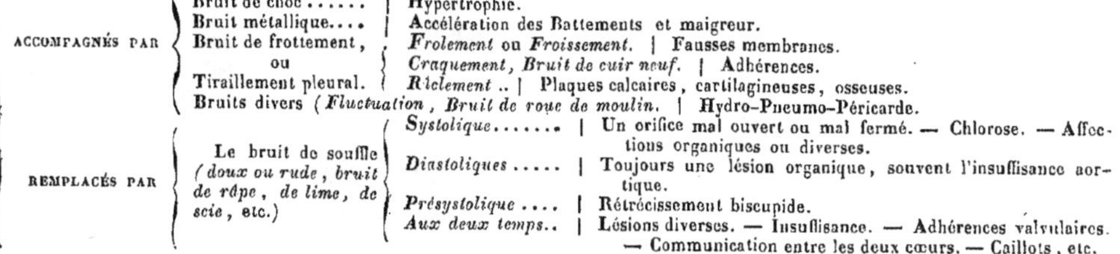

BRUITS DU CŒUR.

- **ACCOMPAGNÉS PAR**
  - Bruit rotatoire..... | Aucune indication clinique essentielle.
  - Bruit de choc...... | Hypertrophie.
  - Bruit métallique.... | Accélération des Battements et maigreur.
  - Bruit de frottement, ou Tiraillement pleural.
    - *Frolement* ou *Froissement*. | Fausses membranes.
    - *Craquement, Bruit de cuir neuf*. | Adhérences.
    - *Râclement* .. | Plaques calcaires, cartilagineuses, osseuses.
  - Bruits divers (*Fluctuation, Bruit de roue de moulin*. | Hydro-Pneumo-Péricarde.
- **REMPLACÉS PAR** Le bruit de souffle (*doux ou rude, bruit de râpe, de lime, de scie, etc.*)
  - *Systolique*....... | Un orifice mal ouvert ou mal fermé. — Chlorose. — Affections organiques ou diverses.
  - *Diastoliques*..... | Toujours une lésion organique, souvent l'insuffisance aortique.
  - *Présystolique*.... | Rétrécissement biscupide.
  - *Aux deux temps*.. | Lésions diverses. — Insuffisance. — Adhérences valvulaires. — Communication entre les deux cœurs. — Caillots, etc.

Nota. — Pour bien comprendre la signification d'un souffle, il faut généralement tenir compte, non-seulement de la correspondance avec tel ou tel temps, mais de ses caractères, de son siège Anatomique et de ses principaux accompagnements.

e. *De l'état extérieur des parois de la poitrine.*

§ 382.

Les parois de la poitrine présentent, à l'extérieur, plusieurs phénomènes dont la contemplation est importante; savoir : des *douleurs* qui s'augmentent par la pression, des *tumeurs* ou des *gonflements*, des *contusions*, quelquefois des *inflammations*, etc.

§ 383.

Chez les femmes enceintes ou récemment accouchées, il importe d'examiner avec soin l'état des *glandes mammaires*, pour savoir si elles sont enflammées, indurées, ulcérées, trop pleines de lait ou vides ; et si les *mamelons* présentent quelque altération qui les rende impropres à l'allaitement.

f. *Du Décubitus.*

§ 384.

La position du tronc dans le lit, c'est-à-dire le Décubitus, est d'autant meilleure, qu'elle est plus naturelle. Dans l'état de maladie, le Décubitus s'éloigne plus ou moins de celui qui est propre à la santé. Il faut, en conséquence, examiner avec soin sur quel côté, sur quelle partie du corps le malade peut ou non se coucher.

§ 385.

Il en est qui, perpétuellement en mouvement,

cherchent en vain une position qui leur convienne ; ils se couchent en tout sens sans jamais trouver le repos. D'autres, au contraire, demeurent immobiles et conservent pendant toute la maladie la même situation. Les douleurs, la faiblesse ou des empêchements d'un autre ordre ne leur permettent de se mouvoir qu'avec peine et leur interdisent même tout mouvement.

§ 386.

Le Décubitus est possible tantôt seulement *du côté gauche*, tantôt seulement *du côté droit ;* il est des cas où le malade ne peut demeurer au lit qu'en *pronation* ou couché sur le ventre, ou bien en *supination*, c'est-à-dire étendu sur le dos. Quelquefois, dans la plus extrême faiblesse, le tronc s'affaisse, il est entraîné par son propre poids vers le pied du lit, les genoux fléchis et les cuisses écartées. Enfin, il est des malades qui ne peuvent pas se coucher, qui demeurent toujours le tronc élevé, presque assis ; tels sont les Orthopnéiques qui ne peuvent dormir que soutenus par plusieurs oreillers.

§ 387.

Il importe de ne point perdre de vue les inquiétudes diverses qu'éprouvent les malades dans les différentes situations qu'ils prennent.

c. *De l'Abdomen.*

§ 388.

Suivant l'ordre anatomique, le médecin, après avoir examiné le thorax, porte son attention sur l'Abdomen. Ici se présentent un grand nombre de phénomènes importants, qui servent à indiquer la nature des maladies et souvent aussi leurs transformations. C'est pour cela qu'il est bon d'explorer chaque jour avec soin cette région du corps.

§ 389.

Pour rendre cet examen plus facile, plus exact et plus complet; pour qu'il soit plus aisé de distinguer clairement l'état normal des organes abdominaux d'avec les altérations pathologiques dont ils peuvent être le siége, il importe de placer le malade dans une position telle, que tous les muscles soient dans le relâchement le plus complet. Pour cela il sera horizontalement couché sur le dos, la tête élevée, le thorax sensiblement incliné, les genoux et les cuisses modérément fléchis.

§ 390.

C'est dans cet état de tranquille supination que l'on examine les viscères en les soumettant à une palpation qui s'exécute au moyen des deux mains agissant en sens inverse l'une de l'autre. De cette façon, toute douleur, tumeur, induration, fluctuation sont aisément perçues. Cé mode d'examen doit être pratiquement démontré au lit des malades.

§ 391.

Le praticien sera très réservé dans les appréciations qui sont la conséquence de cette exploration : il ne doit pas s'exposer à prendre pour un engorgement la tension abdominale qui se rencontre naturellement chez certains sujets irritables, ou pour des concrétions anormales le corps des vertèbres qui peut être facilement senti par la main chez les sujets amaigris. Il serait exposé, par suite de cette erreur, à donner de l'importance à des circonstances qui n'en méritent pas.

§ 392.

Il est utile, dans tous les cas, de procéder avec ordre à cet examen de la cavité abdominale. On commence par explorer la *région précordiale* pour savoir si le malade y sent de la *pesanteur*, de la *douleur*, s'il supporte ou non la pression, si l'on y découvre de la *dureté*, s'il y existe des *tumeurs*, si cette région *se contracte* durant l'effort inspirateur.

§ 393.

On fait la même recherche à *l'épigastre* où l'on

s'assure de l'état de l'Estomac, de l'Epiploon et du lobe gauche du Foie.

§ 394.

Enfin, on examine *les deux hypochondres* pour se convaincre s'ils sont *durs* ou *souples douloureux ou non*, s'ils sont *engorgés*, *tendus*, *contractés*. C'est ainsi que l'on parvient à connaître l'état du foie et de la rate.

§ 395.

On explore ensuite la *région ombilicale* et *tout le reste de l'abdomen*. La *maigreur*, l'*obésité* ou l'état de *Grossesse* sautent aux yeux le plus souvent ; il est non moins aisé de voir si l'abdomen est *contracté* ou s'il est *ballonné;* s'il y a des *accumulations stercorales;* s'il est *plein de vents*, *tympanique* ou *plein d'eau*, *ascitique;* s'il est *élastique*, s'il est *douloureux*, s'il supporte ou non la pression, enfin, quel est son degré de consistance. La souplesse de l'abdomen permet d'explorer dans cette région l'état des intestins et celui du mésentère (1).

---

(1) Comme le foie et la rate se cachent profondément dans l'abdomen et en partie sous les côtes, l'exploration par le procédé qu'indique ici l'auteur est insuffisante. Il faut recourir à la percussion pour connaître les limites exactes de ces organes. Les livres spéciaux que j'ai déjà indiqués donneront à ce sujet tous les renseignements désirables.

§ 396.

Le malade sent fréquemment *dans les lombes des douleurs*, *des inquiétudes*, *des formications*, *des tensions*, *des frissons* qui ne doivent pas être négligés.

§ 397.

L'Hypogastre mérite un examen attentif dans bien des circonstances ; la gravité des maladies permet d'oublier la réserve et la discrétion qu'un Médecin ne doit jamais perdre de vue. Dans cette partie, on explore l'état de la *vessie* et quelquefois celui de l'*utérus*. La *région inguinale* ne doit pas être oubliée chez les personnes qui sont sujettes aux *hernies*, ou bien chez celles qui, par pudeur, nient l'existence d'une maladie qui est affirmée par les assistants. Bien plus, il ne faut pas reculer devant l'examen des *parties génitales* elles-mêmes, toutes les fois que le malade avoue qu'il y existe quelque mal, ou même toutes les fois seulement que le Médecin le soupçonne.

§ 398.

Enfin, la *région sacrée* et *trochantérienne* ne doivent pas être perdues de vue chez les malades qui gardent le lit depuis longtemps, et chez lesquels on peut soupçonner des excoriations, des *inflammations* ou la *gangrène* de ces parties déterminées par la pression.

Il faut en dernier lieu s'enquérir des *hémorrhoïdes* et savoir si elles sont fluentes ou non, s'il y a au rectum de l'*ardeur* ou du *prurit*, du *ténesme* ou du *relâchement*.

d. *Des Extrémités.*

§ 399.

Après avoir soigneusement examiné le tronc, le Médecin porte son attention sur les membres. Il recueille avec soin tous les phénomènes qu'ils présentent et qui peuvent servir à la constitution du Diagnostic de la maladie.

§ 400.

L'Etat des forces étant principalement indiqué par le plus ou moins de vigueur dans la contraction musculaire, c'est par le mouvement volontaire des membres qu'on l'apprécie. L'action des muscles, de la tête et de toutes les parties du tronc peut certainement contribuer à éclairer l'esprit dans ce sens, mais comme ce sont les membres qui exécutent principalement les ordres de la volonté, c'est leur énergie ou leur faiblesse qui fournit les renseignements les plus précis. Il convient donc de savoir comment les malades se tiennent debout et comment ils marchent.

§ 401.

Les Extrémités peuvent donc être par rapport au mouvement volontaire dans l'un des états suivants :

tout-à-fait *immobiles* et *avec relâchement*, c'est la Paralysie ; ou avec *contraction*, c'est le spasme tonique ; avec *diminution dans le mouvement sans douleur*, ce qui se voit dans la lassitude, la torpeur ; ou *avec douleur*, comme on l'observe dans le Rhumatisme, l'Arthralgie ; enfin, il peut exister des *mouvements involontaires* qui, s'ils sont violents, *constituent* les spasmes cloniques, les convulsions, s'ils sont *modérés*, caractérisent les tremblements, les soubresauts des tendons, la muscitation, la carpologie, la pandiculation, etc.

§ 402.

C'est par l'état des extrémités, par leur *embonpoint* ou leur *émaciation* que l'on apprécie surtout l'état de la nutrition. Mais en dehors de ces circonstances, on rencontre fréquemment sur les membres des *tumeurs*, de l'*œdème*, des *engelures*, des *blessures*, des *ulcères*, des *douleurs*, etc.

§ 403.

Enfin, le toucher qui s'exerce par toute la surface cutanée, mais principalement par les mains et les doigts, exige un examen particulier de toutes ces parties. Il peut être ou *aboli*, ou *diminué*, ou *anormalement exagéré*, etc. L'Etat de la peau peut souvent rendre compte de ces altérations.

§ 404.

Il n'est pas jusqu'aux *ongles* qui, subissant certaines déformations morbides, ne puissent offrir des signes utiles. Sous l'influence du froid fébrile, ils prennent un *aspect livide;* l'inflammation de l'utérus les rend excessivement *rouges;* ils sont *pâles* chez les émaciés ; *secs* et *crochus* dans la Phthisie Pulmonaire(1) ; *mous* dans la Chlorose ; *épais* et *raboteux* dans la plique polonaise, etc.

e. *De l'Etat extérieur du corps.*

§ 405.

En suivant l'ordre Anatomique, l'examen du Pouls devrait venir après celui des extrémités. Mais

(1) Hippocrate avait déjà signalé comme un des signes de la Phthisie Pulmonaire la forme *crochue* des ongles. Ce caractère était à peu près oublié en France, lorsque M. le docteur Pigeau fixa de nouveau sur lui l'attention des Praticiens en 1832. (*Archives générales de Médecine*, t. 29, p. 174.) Mais c'est surtout le Prof. Trousseau qui l'a décrit avec exactitude et qui en a fait sentir toute l'importance en 1834. *(Journal des connaissances médico-chirurgicales*, p. 351.) Il a fait voir que non seulement les ongles ont une forme particulière chez les phthisiques, mais que la dernière phalange des doigts est chez eux courte, large et arrondie en massue. En pratique, ce caractère est de la plus grande valeur au point de vue du Diagnostic de la Phthisie pulmonaire. Par son secours, j'ai pu constater l'existence de cette redoutable affection dans des cas où manquaient la plupart des signes ordinaires, et découvrir la cause tuberculeuse latente de certaines

comme les battements des artères sont habituellement précipités par l'émotion que cause l'arrivée du Médecin, par l'accélération de la respiration qui en est la conséquence, par l'agitation qu'entraîne l'action de parler, etc., il convient de retarder cette exploration qui fournirait peut-être, en ce moment, des résultats incertains.

§ 406.

Aussi, pour donner au malade le temps de se remettre, le Médecin constate les qualités physiques extérieures du corps et il examine la nature des diverses excrétions. Pendant ce temps, le patient se calme, le Pouls revient à son état habituel et ne présente plus que les caractères qui lui sont propres.

§ 407.

Les principales qualités physiques du corps sont la *chaleur*, la *couleur*, ainsi que toutes les autres conditions qui constituent l'*habitude extérieure* comme le volume, etc., qui ont déjà été soumises à notre examen.

Pleurésies, de Péritonites et de Diarrhées chroniques. Il m'a suffi dans quelques circonstances pour formuler un Pronostic fâcheux, alors pourtant que les autres caractères de la maladie ne semblaient inspirer aucune crainte.

a. *De la chaleur du corps.*

§ 408.

La chaleur du corps humain plus intense que dans l'état naturel ou descendue au-dessous du niveau normal, est un phénomène très important et qui mérite la plus sérieuse attention.

§ 409.

La diminution de la température du corps, c'est-à-dire le *froid* est souvent un symptôme morbide. Le malade l'éprouve fréquemment sans que le Médecin puisse le constater (1). Il n'est *réel* que lorsque ce

(1) On a fait un grand nombre d'expériences pour constater, au moyen d'instruments physiques, l'augmentation ou la diminution de la chaleur animale dans les maladies, surtout dans les fièvres et les inflammations. Hunter, Home, de Haen, Currie, Boisseau, Prévost de Genève, Bouillaud, Andral, etc., se sont livrés à des recherches très attentives sur cet objet. Les résultats obtenus ont démontré qu'il existe rarement une proportion régulière entre la chaleur réelle attestée par les instruments et la sensation qu'éprouve le malade. Prévost a vu la température normale s'élever de six degrés chez un tétanique, sans que le malade accusât aucun sentiment incommode de chaleur. C'est pendant la période de froid des Fièvres intermittentes et dans le moment où l'*horror* était à son plus haut degré, que Home et Andral ont vu le thermomètre monter à la plus grande hauteur qu'ils aient jamais observée. Quand on ajoute à ces faits ceux de l'impossibilité de diminuer la chaleur morbide dans certaines fièvres ardentes, par des réfrigérants, ou de dissiper le sentiment de froid dans les Fièvres Algides par l'application de la chaleur artificielle, on est forcé-

dernier en reconnaît l'existence. A son plus haut degré, le froid est comme celui du *marbre*, et il ressemble presque à celui du cadavre ; moins intense, il constitue l'*horror*, c'est-à-dire le froid fébrile avec rigidité, tremblement et claquement des dents ; diminué encore, il porte le nom d'*horripilation* et son caractère est un sentiment de froid passager alternant avec la chaleur. Il peut être universel ou n'occuper qu'une partie du corps, les pieds, les genoux, etc. (1).

§ 410.

La *chaleur* morbidement augmentée, peut être *interne* et sentie seulement par le malade, ou *externe*, *réelle*, variant d'intensité depuis la douceur la plus modérée, jusqu'à l'ardeur la plus forte et s'augmentant quelquefois sous la pression de la main. Comme

---

ment amené à conclure que la température du corps humain est incompatible avec les lois de la physique et que la calorification est une fonction essentiellement vitale, une loi primitive de l'économie vivante et qu'enfin ses altérations sont le résultat actif d'une force fixée actuellement à un mode d'exercice vicieux.

(1) Les oreilles, le nez, les mamelles chez les femmes, les fesses sont les sièges de prédilection du froid partiel. Il est quelquefois si intense, qu'il anéantit complètement la sensibilité des parties qu'il affecte. Senac (*de abscondità Febrium intermittentium naturà*) cite l'histoire d'un gentilhomme chez lequel les fesses étaient à tel point insensibles durant la première période d'une fièvre intermittente, qu'on pouvait y enfoncer profondément un stylet sans que le malade s'en doutât.

le froid, elle est *générale* et uniformément répandue sur tout le corps, ou *inégale* et concentrée sur certains points, ainsi qu'on le voit dans les inflammations, etc.

§ 411.

Pour apprécier exactement l'état de la chaleur morbide, quelques Médecins ont l'habitude de se servir du thermomètre. D'autres au contraire taxent un tel soin de superflu, même de ridicule. Généralement c'est en touchant avec le dos de la main les parties nues du malade, principalement la poitrine, que l'on constate la température actuelle de la peau.

§ 412.

Cette exploration mérite le plus grand soin, car le froid et le chaud sont des qualités relatives. Si l'observateur a froid, la moindre chaleur lui paraîtra intense, *et vice versâ*. Il importe donc que les mains exploratrices soient à une température convenable.

§ 413.

Il est bon, du reste, de se souvenir qu'il n'existe pas un degré rigoureux de température normale, en deçà ou en de-là duquel il y a maladie. L'âge, le tempérament, le climat, la saison de l'année, etc., font varier beaucoup la chaleur du corps, même chez les bien portants.

b. *De la couleur du corps.*

§ 414.

La couleur de la surface cutanée varie suivant les diverses maladies, et peut, par ses différents caractères, contribuer beaucoup à la formation du Diagnostic. Elle est *égale* ou *inégale*, *pâle*, *flavescente*, *d'un jaune vif*, *rougeâtre*, *rouge*, *livide*, *blême*, *tachetée*, etc., chaque partie peut aussi présenter des nuances spéciales.

c. *De l'état de la peau.*

§ 415.

Enfin, la *Peau* présente des conditions diverses qui réclament un examen minutieux, parce qu'elles constituent un moyen puissant de séméiotique. Il est des Médecins qui n'attachent pas à l'étude de cet organe un soin proportionné à son importance. Les vaisseaux absorbants, les glandes, les ramifications nerveuses qui entrent dans sa composition, remplissent des fonctions spéciales dont les modifications variables sont fréquemment en rapport direct avec la maladie actuelle et par conséquent dignes de toute l'attention du Clinicien.

§ 416.

Au point de vue de la transpiration, on examine à l'aide des yeux et des mains si la peau est *sèche*, *collée sur les os, rugueuse, imitant la chair de poule, imperspirable, aride ;* ou bien si au contraire elle est *souple, halitueuse, humide ;* si elle est *universellement* ou *partiellement couverte de sueur*, et si cette transpiration est *vaporeuse*, ou *condensée en gouttes, séreuse, visqueuse, grasse, de couleur jaune, sanguinolente, froide;* si elle est *provoquée* ou *spontanée;* si son odeur est *acide, nidoreuse, putride, laiteuse* ou *spécifique;* au point de vue de ses effets, il importe de savoir si elle est *critique, symptomatique* ou *colliquative*.

§ 417.

Il faut savoir encore si elle s'accompagne d'un sentiment pénible de tension, de démangeaison, etc.

§ 418.

Dans les maladies fébriles, les *exanthèmes* symptomatiques comme l'*érysipèle*, l'*urticaire*, la *miliaire*, le *pemphigus*, les *pétéchies*, les *vivices*, les *sudamina*, etc., et les exanthèmes, essentiels comme la *variole*, la *rougeole*, la *scarlatine*, etc., méritent un examen spécial. Même remarque par rapport aux éruptions impétigineuses qui accompagnent souvent les maladies chroniques.

§ 419.

Il n'est point rare de trouver des *insectes* dans la

peau humaine. Leur présence est un caractère de certaines maladies spécifiques.

f. **De la nature des Excrétions.**

§ 420.

Le Praticien ne doit point négliger de s'assurer directement de l'état des *matières excrétées*, lorsqu'elles ont été conservées, et, en leur absence, il doit s'informer de leur nature. L'*expectoration*, les *déjections alvines*, l'*urine*, les *matières vomies*, le *sang* par quelque voie qu'il soit sorti, doivent fixer son attention.

a. *De l'Expectoration.*

§ 421.

Habituellement on conserve dans des vases spéciaux l'*expectoration* des malades, et il est des cas où cette précaution est indispensable. Les crachats varient par rapport à leur consistance, à leur couleur, à leur abondance, à leur odeur, à leur saveur, aux lieux divers de leur origine, ainsi que par rapport à l'homogénéité qu'ils présentent et au soulagement variable ou nul qu'ils procurent.

§ 422.

Au point de vue de leur consistance, ils peuvent être *ténus*, *aqueux*, *salivaires*, *muqueux*, *épais*, *globuleux*, *visqueux*, *spumeux*. Quant à leur couleur, ils sont ou *blancs*, ou *flavescents*, ou *verdâtres*, ou *rougeâtres*, ou *rouges*, ou *bleus* (ces derniers, suivant Galien, viennent toujours de l'estomac), ou *cendrés* (comme ceux qu'on rend après avoir respiré de la poussière), ou *noirs*, ou de *couleurs variées*; enfin, ils sont *rares* ou *abondants*.

§ 423.

Les matières expectorées sont tantôt *homogènes* et exclusivement *sanguinolentes*, *purulentes* ou *muqueuses*; tantôt au contraire elles sont *hétérogènes* et présentent un mélange de sang et de mucosité, ou de sang et de pus, etc. A ce chef, se rapporte, jusqu'à un certain point, la distinction des crachats en *crus* et *cuits*.

§ 424.

Tantôt ils sont entièrement *inodores*, tantôt au contraire très fortement *fétides*. Leur passage laisse dans la bouche de l'*insipidité*, ou un goût *douceâtre*, *sucré*, *salé*, *métallique*, *amer*, *rance*.

§ 425.

Par rapport au lieu de leur origine, ils sont ou *Pulmonaires*, ou *Bronchiques*, ou *Laryngés*. Dans ces circonstances, ils sont expulsés par les efforts de la toux; tandis que lorsqu'ils proviennent du *pharynx*, des *narines*, de la *cavité buccale*, des *gencives*, ils sont rendus par simple sputation. Lorsque les crachats de cette dernière espèce sont teints de sang, ils n'effraient que les Médecins peu habitués à la pratique.

§ 426.

Enfin, par rapport au soulagement qu'ils procurent, on les distingue en ceux qui sont *critiques*, c'est-à-dire qui amènent toujours de l'amélioration, et en ceux qui sont *symptomatiques* et qui n'ont point un pareil résultat. Dans l'un et l'autre cas, ils sont ou *faciles* ou *difficiles*.

§ 427.

C'est seulement au lit des malades que l'on peut étudier avec fruit la véritable nature des crachats, comme celle de toutes les autres déjections.

b. *Des Selles.*

§ 428.

S'il importe de ne pas ignorer la nature des selles d'un homme bien portant pour apprécier convenablement l'état de sa santé, cette connaissance est surtout nécessaire quand il est malade. Il est peu d'affections morbides qui proviennent directement du dérangement des fonctions du ventre, mais il en est un grand nombre dont les caractères morbides sont modifiés par la suspension ou l'exagération des excrétions abdominales. C'est pour ce motif que je me sens disposé à plaindre les Médecins qui n'attachent pas une attention suffisante aux divers états de cette fonction naturelle et qui ne s'inquiètent nullement d'une constipation, alors même qu'elle dure depuis longtemps. A l'inverse de ceux-là, il en est qui prétendent trouver dans l'examen des matières fécales, le secret de la nature de toutes les maladies (1).

§ 429.

Il ne suffit pas de s'enquérir chaque jour si le malade rend des selles et quel est leur nombre et leur nature ; il faut encore, toutes les fois que la chose est nécessaire, les examiner directement. Non pas certainement que je veuille exiger du Médecin qu'il contemple et flaire chaque jour sans motif et par une inepte curiosité les excrétions alvines de ses malades. Une telle pratique ne convient pas à la dignité de notre Art. Mais alors qu'il est possible de puiser des indications dans la nature de cette évacuation, alors qu'on y soupçonne du pus, des vers, le tœnia, etc.,

---

(1) Tel était Gérard Fitzgérald, Professeur de Montpellier, au commencement du siècle passé, lequel, au récit de Bordeu, visitait fréquemment, suivi de ses élèves, les environs de la citadelle où le peuple dépose ses excréments. Il avait la prétention de connaître par la forme du bol fécal, par sa couleur et sa consistance, non seulement la nature des maladies régnantes, mais encore le degré de bien être de la population, et jusqu'au caractère des habitants.

négliger de l'examiner, c'est commettre, par un ridicule orgueil, une aussi grande faute que de la voir sans besoin.

§ 430.

Les Excrétions abdominales doivent être étudiées sous les rapports suivants : savoir si elles sont *nulles*, *rares* ou *fréquentes; indolores*, *involontaires* ou *douloureuses* et avec *ténesme;* en *petite quantité* ou *abondantes; dures*, *globuleuses*, *semblables à des crotins de chèvre; pultacées*, *liquides*, *spumeuses*, *séreuses*, *bilieuses*, *sanglantes*, *purulentes;* contenant du *chyme* (comme dans la lyentérie), du *chyle*, de la *mucosité*, des *glaires;* de *couleur brune* ou *noire; vermineuses* et entraînant des *Lombrics*, des *Ascarides*, des *fragments de Tœnia*, des *Hydatides*, des *fausses membranes*, des *calculs; si elles ressemblent à celles des chiens;* si elles sont *diversement colorées* par des aliments ou des remèdes; *fétides*, *ammoniacales* ou *accescentes;* enfin, *critiques*, *symptomatiques* ou *colliquatives*.

§ 431.

Il ne faut point négliger aussi de s'informer de la nature des excrétions dans l'état normal. Il est des personnes qui sont ordinairement constipées (les femmes et surtout les femmes enceintes sont sujettes à cet inconvénient); d'autres dont le ventre est presque toujours relâché, sans pourtant que la santé soit altérée par l'une ou l'autre de ces conditions. Il est bon en dernier lieu de connaître la couleur, l'abondance, la consistance, etc., habituelles du bol fécal, pour savoir quelles altérations la maladie lui fait subir.

c. *De l'Urine.*

§ 432.

Le médecin doit examiner attentivement chaque jour l'état de l'urine et les modes divers de son excrétion. Il est des cas où il doit faire conserver ce liquide dans des verres appropriés, et d'autres où il convient de faire uriner les malades en sa présence.

§ 433.

Il ne faut cependant pas imiter la conduite de ces médecins qui examinent les urines avec un soin qui va jusqu'au ridicule, espérant y découvrir la nature de toutes les maladies, ou du moins leurs principaux caractères. Il importe d'ailleurs de se souvenir qu'il n'est pas dans le corps de l'homme, à l'état de santé, ou à l'état de maladie, une seule excrétion qui soit aussi variable que celle-ci, ni aussi facilement influencée par l'action des circonstances extérieures. La nature des boissons et leur quantité, la couleur des aliments et des remèdes, le mouvement et le repos, les oscillations de la température, l'augmentation et la diminution des autres excrétions et mille autres phénomènes en modifient à l'infini les conditions. Ils peuvent faire varier l'abondance ou la qualité de ce liquide à tel point, qu'un clinicien prudent doit apporter la plus grande réserve dans l'appréciation des caractères divers qu'il présente et dans la recherche de leurs causes respectives. D'où il suit que la détermination de la nature d'une maladie par le seul aspect des urines est non-seulement difficile, mais presque toujours incertaine.

§ 434.

Ce n'est pas à dire pour cela qu'il faille négliger absolument l'examen de cet excrément et renoncer aux renseignements qu'il peut légitimement fournir.

§ 435.

Nous avons au contraire l'habitude de porter notre attention chaque jour sur la question de savoir si le malade *urine ou non ;* s'il vide sa vessie *goutte à goutte*, avec *difficulté*, avec *douleur*, ou *sans en avoir conscience ;* si l'excrétion est *rare* ou *abondante ;* si elle est *suffisante* relativement aux boissons et en tenant compte des autres excrétions, principalement de la sueur et des selles ; si elle est *aqueuse* (crue), et si cet état lui est donné ou par l'abondance des liquides ingérés, ou par le spasme des vaisseaux émulgents ; si elle est *jaune*, *safranée*, *rouge*, *sanguinolente*, *brune* ou *noirâtre*, ou bien si elle est de la *couleur du lait*, *chyleuse :* nous cherchons à savoir si elle ne serait pas accidentellement *colorée par un remède* comme il arrive après l'usage de la Rhubarbe; si elle est *limpide* ou *bourbeuse*, *jumenteuse*, *sédimenteuse;* si elle est *trouble* pendant la mixtion ou si elle le devient après qu'elle est rendue; si elle est *ténue* ou *dense*, *grasse* ou *écumeuse;* si elle est *critique*, c'est-à-dire, avec soulagement ou *symptomatique* et affaiblissant les malades; si elle a une odeur *fétide spéciale* (comme il arrive après l'ingestion des asperges), ou une odeur *putride*, *ammoniacale*, ou bien si au contraire cette *odeur* est *agréable* (comme lorsque les malades ont pris de la térébenthine); si le séjour dans un vase la modifie, si elle se couvre d'une *croûte*, ou si elle tient en suspension *un nuage*, *un énéorème;* si le dépôt est *critique* et *hypostatique;* si ce sédiment est *abondant* ou *rare*, *transparent*, *sablonneux*, *calcaire*, *calculeux*, *furfureux*, *farineux*, *floconneux*, contenant des *membranes*, des *vers*, du *mucus* ou du *pus;* enfin, s'il est *rouge*, *rose* ou *blanc*, *etc.*

§ 436.

Souvent même nous cherchons à pénétrer la composition de ce liquide à l'aide de réactifs chimiques. C'est ainsi que nous démontrons comment l'acide nitrique y révèle l'existence de la bile, en lui donnant une couleur verte; comment l'infusion de noix de galle y découvre la présence de la mucosité qu'elle précipite, etc. (1).

---

(1) Les urines ont été examinées avec le plus grand soin, au

§ 437.

Les urines qui donnent les renseignements les plus certains, celles qu'il faut principalement examiner, sont celles que les malades rendent le matin et qui n'ont pas séjourné dans les vases au-delà de deux heures.

§ 438.

L'urine des enfants à la mamelle et des femmes grosses est habituellement trouble. Il ne faut pas oublier cette circonstance pour n'être point exposé à des erreurs dont les conséquences pouraient être graves.

d. *Des matières vomies.*

§ 439.

Après avoir étudié l'urine, le Clinicien porte son

---

point de vue de leur composition, par les chimistes modernes et par quelques médecins qui se sont spécialement occupés des rapports de dominance ou de diminution de quelques-uns de leurs éléments avec des maladies spéciales ou des altérations organiques déterminées. Les travaux de Rayer, de Brigth, de Grégory, de Martin Solon, de Becquerel, auxquels on peut ajouter ceux de Civiale, de Leroy d'Etiolle, de Petit, etc., laissent peu de chose à désirer sur cette question. Mais les modifications de l'urine au point de vue général, c'est-à-dire au point de vue de leurs rapports avec les différentes périodes des maladies, et surtout avec leur solution et avec les phénomènes critiques ont été négligées par les modernes, et c'est encore dans Hippocrate et les médecins de son Ecole qu'on rencontre les détails les plus précis et les règles les plus sûres à cet égard.

attention sur les matières qui ont pu être rejetées par le vomissement et qui sont ou *bilieuses*, *jaunes*, *poracées*, *érugineuses*, ou *vertes*, *noires*, *sanguinolentes*, *putrides*, *pituiteuses*, *vermineuses*, *purulentes*, *acides*, *chymeuses*, *caséeuses*, *mélangées aux remèdes* qui ont été pris, ou *aux poisons* qui peuvent avoir été avalés ; il devra constater, dans tous les cas, si le vomissement a été spontané ou provoqué.

c. *Du sang excrété.*

§ 440.

Il n'oubliera jamais de constater l'état du sang que le malade a pu perdre *spontanément* par les narines, la bouche, le vagin, l'anus, les solutions de continuité ; ou *artificiellement* par la saignée, la piqûre des sangsues ou les ventouses.

§ 441.

Ce liquide doit être étudié dans *sa quantité* et *ses qualités diverses;* dans *sa couleur* qui est d'un *rouge vif* on d'un *rouge foncé* et *presque noir ;* dans sa *consistance* qui varie depuis la *ténuité* la plus grande, jusqu'à la *densité* la plus marquée ; dans son plus ou moins de tendance à la *coagulation* ou dans son état de *dissolution* complète. Le caillot qu'il forme peut être *dur*, *globuleux*, très *consistant* et *couenneux*

(c'est-à-dire couvert de la croûte inflammatoire (1), qui varie en ténacité et en couleur); ou bien *mou*, *friable*, *difluent;* enfin, la sérosité qui l'environne peut être *rare* ou *abondante*, *jaune*, *visqueuse; aqueuse*, etc.

---

(1) C'est fort improprement que l'on donne le nom d'*inflammatoire* à la croûte qui recouvre le caillot sanguin dans quelques circonstances. Cette qualification est vicieuse, en cela qu'elle tend à faire croire que les maladies dans lesquelles on rencontre cette condition sont toutes de nature phlogistique et que l'indication de la saignée existe tant qu'elle se montre. Or, l'expérience a fait voir depuis longtemps que la présence de la couenne n'implique pas la nature inflammatoire des maladies dans lesquelles elle existe, et de Haen a fait voir très clairement que le même sang peut ou non la présenter suivant que l'évacuation sanguine a été lente ou rapide, faite par une grande ou par une petite ouverture, que le liquide a été reçu dans des vases de formes et de températures différentes. Du reste, la théorie de sa formation que Selle connaissait parfaitement * et à laquelle les chimistes et les micrographes modernes ont ajouté peu de chose, explique très bien qu'elle peut se montrer dans des affections de nature très diverse, puisqu'on la rencontre toutes les fois que les Globules ayant eu le temps de se précipiter au dessous du niveau du liquide avant la coagulation de sa masse, laissent la fibrine de la surface privée de toute matière colorante. C'est l'absence de l'élément colorant

* Voici les propres paroles de Selle, citées par Barthez dans son cours de Médecine pratique : « Suivant les nouvelles expériences, la formation de la couenne tient à ce que le sang est plus ténu, ce qui fait que les Globules se précipitent au fond du vase avant la coagulation et laissent surnager la lymphe plastique. »

§ 442.

L'examen du sang et les inductions qui en sont la conséquence, exigent la plus grande réserve. Les qualités physiques apparentes de ce liquide peuvent être modifiées profondément par mille circonstances extérieures, et il est généralement impossible d'apprécier ses conditions pendant la circulation, d'après celles qu'il présente lorsqu'il est hors des vaisseaux.

§ 443.

Il importe d'examiner avec soin chez les femmes l'état de la fonction menstruelle. Les règles peuvent être *accélérées* ou *retardées*, *abondantes*, *modérées* ou *nulles;* leur couleur peut être *blanchâtre*, *d'un rouge peu ou fortement marqué*, *noire;* elles sont *avec ou sans douleur.* Le sang menstruel est quelquefois remplacé par un autre flux dont la matière peut être *douce* ou *âcre* et *corrosive;* de couleur *jaune*, *blanche* ou *verte;* d'odeur *fétide;* d'*abondance variable; continu*, *rémittent* ou *périodique.*

---

qui constitue la différence qui existe entre la couenne et le caillot. Or donc, la couenne se formera toutes les fois que la Densité du sang et le temps qu'il met à se coaguler seront dans un rapport tel, que les globules auront eu le temps de se précipiter avant le moment de la condensation du liquide. Ces circonstances existent dans plusieurs maladies qui ne sont pas inflammatoires, telles que la Chlorose, la Phthisie pulmonaire, et même dans certains états physiologiques, comme la grossesse.

§ 444.

Même attention par rapport aux vidanges qui suivent l'accouchement; il convient de savoir si elles sont *abondantes*, *rares* ou *nulles ; laiteuses*, *grumelées ; fétides*, etc.

§ 445.

Enfin, il est des Médecins qui portent le soin jusqu'à examiner la sérosité des vésicatoires, à constater son abondance et ses autres conditions; et qui étudient même les caractères des *suppurations* et ceux de l'*eau* des hydropiques (1).

---

(1) On ne peut plus aujourd'hui borner l'examen du sang aux détails énoncés dans ce chapitre. Sans attribuer aux travaux hématologiques de notre époque toute l'importance que leur donnent certains médecins et chimistes contemporains, je conviens cependant que l'histoire des maladies peut être complétée par la connaissance des rapports qui existent entre la dominance ou la diminution de certains éléments constitutifs de ce liquide et les symptômes morbides. L'analyse du sang, qui intéresse principalement et presque exclusivement le clinicien, est celle qui a pour but de lui faire connaître la quantité différente de ***Fibrine***, ***d'Albumine***, ***de Globules ou Cruor***, ***de Sel et d'Eau*** que contient un sang donné. Il était important d'avoir une méthode simple, facile, qui n'exigeât ni de grandes connaissances chimiques, ni un grand appareil pour arriver à leur détermination précise. Un procédé de cette espèce a été proposé par M. le docteur Polli (*Annali universali di Medicina*, août 1845). Je l'ai employé le premier, je crois, en France, après lui avoir fait subir quelques modifications et l'avoir réduit aux opérations suivantes : 1° Séparation de la fibrine par le Fouettage; 2° Séparation du cruor

§ 446.

C'est après avoir soigneusement examiné ces diverses matières excrétées que le Médecin se rap-

---

par la décantation ; 3° Séparation de l'Albumine par l'Ébullition ; 4° Indication de la température et de la densité des liquides successivement obtenus au moyen de quatre explorations thermométriques et aréométriques. Une éprouvette, un fourneau, une lampe à l'alcool, un aréomètre et un thermomètre, sont les seuls instruments nécessaires. Voici d'ailleurs le procédé opératoire tel qu'il a été reproduit par la Gazette Médicale, et tel que je l'ai pratiqué :

Au moment où la saignée se fait, on reçoit dans une éprouvette une certaine quantité de sang, et l'on détermine sa température et sa densité en y plongeant les deux instruments ci-dessus. Le sang est ensuite mêlé avec celui qu'a fourni la saignée, et battu immédiatement avec un petit balai jusqu'à ce que toute la fibrine paraisse prise à son extrémité, ou réunie en masse jaunâtre et spumeuse sur le liquide ; on recueille cette fibrine avec la main, après l'avoir serrée fortement, on remplit de nouveau l'éprouvette du sang ainsi défibriné et on explore celui-ci avec l'aréomètre. Alors on plonge cette éprouvette dans un bain d'eau chaude jusqu'à ce que le sang ait repris la température indiquée par l'exploration précédente, et le chiffre de l'aréomètre indique dans ce moment la *densité du sang défibriné*, c'est-à-dire du sérum contenant en suspension les globules, le cruor et les sels divers.

Le sang défibriné est laissé en repos dans un récipient convenablement chaud et étroit, de manière à ce que le cruor se précipite et que le sérum demeure clair et limpide. On décante ce sérum dans l'éprouvette ordinaire et on l'essaie comme précédemment avec l'Aréomètre et le Thermomètre ; ce qui donne la *densité du sérum*, c'est-à-dire du sang sans globules ni fibrine.

On finit en faisant coaguler par la chaleur le sérum après l'avoir proche de son malade, qu'il trouve revenu de l'émotion que lui avait causé sa présence, et reposé des agitations qui avaient pu troubler l'état de la circulation. Il choisit ce moment de calme pour examiner le pouls.

§ 447.

Je conviens cependant qu'il est des cas où cette exploration peut se faire en d'autres temps.

g. **Du Pouls.**

§ 448.

Le *Battement des artères* mérite une attention

étendu d'une quantité déterminée d'eau distillée, afin qu'il puisse fournir assez de liquide pour être exploré après la coagulation et on sépare au moyen du filtrage les grumeaux d'Albumine. En examinant alors le liquide restant avec les instruments ordinaires, on détermine *la densité du sérum dépouillé d'albumine*, c'est-à-dire de l'eau du sang chargée des sels et autres matières organiques qu'elle tient en dissolution. Ce chiffre ainsi obtenu représente non seulement la quantité d'albumine que renfermait le sérum, mais encore, en le comparant à celui qui représente la densité de l'eau distillée (zéro de l'aréomètre), on arrive à savoir la quantité de matières salines et organiques qui existent dissoutes dans le sang.

En soustrayant successivement l'un de l'autre les chiffres des diverses densités obtenues, on aura les chiffres proportionnels des quantités de Fibrine, de Globules ou Cruor, d'Albumine, de Sels, etc., contenues dans un sang donné.

Cette analyse très simple présente une grande exactitude. On ne court pas risque d'altérer les éléments qu'on examine, puisqu'on les pèse dans l'état même où ils se trouvent dans le sang et qu'on les isole sans intervention d'aucun corps étranger.

proportionnée à son importance et à l'utilité des signes que ce phénomène fournit au Diagnostic. Il est du plus grand secours pour apprécier l'état général des forces.

§ 449.

Cependant des Médecins peu attentifs sont quelquefois trompés par le pouls. Les mêmes signes peuvent conduire à la vérité ou à l'erreur, suivant les circonstances et suivant l'interprétation qu'on leur donne.

§ 450.

C'est pourquoi l'appréciation des phénomènes sphygmiques doit être faite avec la plus grande réserve. L'une des règles pratique les plus importantes, c'est que le Clinicien ne doit jamais fonder le Diagnostic ou le Pronostic sur la seule connaissance du battement artériel. Les signes fournis par le pouls n'acquièrent une valeur réelle que par leur rapprochement avec tous les autres caractères morbides.

§ 451.

Le Pouls est fortement influencé et modifié de façons très diverses par une foule de circonstances, dont les unes sont internes et les autres extérieures. Il est certaines altérations du battement des artères qui n'ont avec la maladie que des rapports éloignés ou nuls. Parmi les causes internes, capables d'en changer les caractères, on comprend l'âge, le sexe, le tempérament, le sommeil, l'agitation de l'esprit ou du corps, la toux, les aliments, etc. Parmi les causes externes, on compte le climat, la saison de l'année, l'heure du jour, la chaleur ou le froid, etc.

§ 452.

En général, le pouls des enfants et celui des vieillards expose, par ses variations infinies, à de grands mécomptes. Chez ces derniers, il est habituellement plein et dur. Les maladies de la poitrine modifient profondément la circulation et impriment au pouls des caractères quelquefois trompeurs. Il ne faut point oublier que chez les personnes irritables, le battement des artères change de nature avec une facilité extrême. Enfin, il est des sujets dont le pouls présente durant la meilleure santé, une excessive lenteur ou de l'intermittence. Ces caractères pourraient effrayer un Médecin qui ne serait pas informé de leur origine.

§ 453.

Ces diverses circonstances doivent toujours être présentes à l'esprit de l'observateur, qui examine le pouls des malades ; il doit être persuadé que s'il est difficile d'assigner les véritables caractères du pouls normal, il l'est bien plus encore d'apprécier les changements que les maladies lui impriment et d'en faire un moyen de séméiotique.

§ 454.

Nous ne devons demander aux pulsations artérielles ni attendre d'elles des signes plus certains que ceux qu'elles peuvent donner. Ce n'est pas d'après le pouls qu'il faut, en effet, chercher à connaître ce qu'il y a de plus important dans les maladies. Le mouvement des artères ne saurait nous indiquer autre chose que : 1° l'intensité de la force musculaire et motrice, c'est-à-dire le degré de vigueur de la puissance vitale; 2° certaines conditions du sang qu'elles renferment; 3° la nature du mouvement circulatoire.

§ 455.

Il serait plus utile d'examiner le cœur lui-même, qui est le principal organe de la circulation, mais sa position dans la poitrine et au-dessous des côtes rend cette exploration difficile. C'est pour cela qu'on choisit une artère quelconque, mais surtout une de celles qui, par sa grosseur et sa position superficielle, peut donner des battements très distincts. Il importe aussi que son trajet, près de la surface, soit assez étendu, et dans le voisinage d'un corps résistant qui permette de la comprimer, et de mieux apprécier sa vigueur et l'état de la circulation. L'artère radiale remplit parfaitement toutes ces conditions.

§ 456.

Pour que l'examen du pouls soit complet, le

médecin doit se servir de plusieurs de ses doigts, en exceptant toujours le pouce, dont l'artère propre pourrait être un sujet d'erreur. Le vaisseau sera ainsi senti dans une étendue considérable, et comprimé plus ou moins suivant les besoins. La durée de l'examen doit être de deux minutes au moins. Dans tous les cas, il est bon d'explorer l'artère aux deux bras, parce qu'il peut se faire que les battements ne se ressemblent pas, comme il arrive dans certaines maladies du thorax, et dans tous les cas où la marche du sang est gênée par une cause locale telle que ligature, compresion ou mauvaise situation du membre (1).

§ 457.

L'exploration du pouls ainsi faite indiquera si l'artère se dilate avec vigueur, c'est-à-dire si le battement s'accomplit *avec liberté* ou bien s'il *est opprimé;* s'il est *fort*, s'il est *faible*, conditions qu'il faut toujours bien distinguer de l'état de *contraction* et de *spasme;* s'il est *grand* ou *petit*, *lent* ou *fréquent*. Sous le rapport du sang contenu, le vaisseau artériel est *plein* ou *vide*, *dur* ou *mou*. Il faut avoir soin de ne pas confondre la rigidité ou la flaccidité qui tiennent à l'état des tuniques de l'artère, avec la dureté

(1) Il n'est pas rare de rencontrer un défaut d'harmonie dans les pulsations des deux radiales, alors qu'il existe un épanchement abondant dans l'une des cavités pleurales, ou un abcès considérable dans l'une des fosses axillaires.

ou la mollessse qui sont dues au sang plus ou moins abondant, plus ou moins dense. Quant au mouvement circulatoire lui-même, c'est-à-dire au Rhythme du pouls, il peut être *égal* ou *inégal*, *intermittent* ou presque *nul*, bien que la vie persiste, comme il arrive dans l'asphyxie. Enfin, au point de vue de la rapidité de la circulation, le pouls est *Naturel* ou *vîte*, *lent* ou *fréquent*, très *fréquent*, *tremblottant*, au point qu'il est difficile de le compter.

§ 458.

Quand il est question d'apprécier la fréquence du pouls, on ne doit jamais oublier ce qui a déjà été noté, savoir : que l'accélération des battements artériels est un fait relatif, et que ce qui est de la fréquence pour un sujet peut très bien être l'état naturel pour un autre.

§ 459.

L'Age est la condition qui fait le plus varier cette fréquence. Elle est d'autant plus marquée, qu'on se rapproche davantage du moment de la naissance. Les pulsations sont de 100 par minute chez les nouveaux-nés, de 90 chez les enfants, de 70 chez les adultes, de 60 à peine chez les vieillards (1). Toutes choses

---

(1) Ce fait, généralement admis, est contesté cependant par un homme dont le nom est une autorité en pareille matière. Le Docteur Baron, médecin de l'hôpital des enfants à Paris,

égales d'ailleurs, leur nombre est plus considérable chez les femmes que chez les hommes. *La taille* imprime au pouls des modifications qui le rendent d'autant plus rapide qu'elle est moins élevée, et l'inverse a également lieu. *Le tempérament* agit aussi de manière à le rendre plus lent chez les phlegmatiques, plus rapide chez ceux d'un tempérament opposé. *La saison de l'année* exerce encore sur le pouls un mode d'action manifeste ; plus ralenti en hiver, il devient plus fréquent en été. Les *Climats* chauds ou froids agissent de la même manière. Dans la même journée, *l'état de jeûne, le sommeil, le matin*, ralentissent les battements artériels, tandis qu'une *alimentation riche et abondante*, *l'état de veille*, *le déclin du jour* les accélèrent. Enfin, les *mouvements du corps* et *l'agitation de l'esprit* les précipitent d'une façon très marquée, d'où il résulte que l'arrivée du médecin suffit souvent pour leur donner une grande accélération (1).

---

regarde cette affirmation comme une grave et dangereuse erreur. Il dit n'avoir jamais vu le pouls d'un enfant bien portant dépasser la 70e pulsation. Il n'est pourtant pas parvenu à détruire ce qu'il appelle l'ancien préjugé. Pour mon compte, je ne saurais adopter cette opinion : la clinique en démontre chaque jour la fausseté, et les observations très précises de mon savant ami le Professeur Trousseau, ont mis hors de doute le fait de la plus grande fréquence des pulsations artérielles chez les enfants, tant en santé qu'en maladie.

(1) Les diverses positions du corps font varier beaucoup la fréquence du pouls. Ainsi, un sujet bien portant qui a 68 pul-

§ 460.

La meilleure manière de préciser la fréquence du pouls, est de la calculer, au moyen de la montre à seconde; mais un médecin exercé peut se passer de cet appareil, et, à part quelques exceptions, il laisse aux charlatans le soin de s'en servir.

§ 461.

Telles sont les conditions principales du pouls qui facilitent le plus la formation du Diagnostic des maladies, et qui, en pratique, doivent fixer à peu près exclusivement l'attention du clinicien. Il est vrai cependant que les livres classiques décrivent, et que les médecins signalent un grand nombre de détails en dehors de ceux que je viens d'énumérer, tels, par exemple, que les phénomènes qui caractérisent les pouls *Vermiculaire*, *Myurus* ou en queue de rat, *Formicant*, *Dentelé* ou en scie, *Caprisant;* mais ce sont là des subtibilités dont la clinique n'a rien à espère. Il faut pourtant en excepter le pouls *Dicrote*. (1)

---

sations par minute dans la position assise, n'en aura que 64 alors qu'il sera couché horisontalement sur le dos, et tandis qu'il en présentera 80 dans la situation verticale.

(1) Le pouls *Dicrote*, *redoublé* ou *bis-fériens* est généralement considéré comme le précurseur des hémorrhagies. Je l'ai vu coïncider avec certaines altérations de l'endocarde. Je l'ai rencontré tout récemment encore dans un cas où un rhumatisme articulaire

§ 462.

Au reste, les Pathologies générale et spéciale donnent la signification de ses diverses modifications du mouvement des artères, et la Clinique apprend chaque jour à les distinguer au lit des malades et à en apprécier la valeur séméiotique.

§ 463.

L'exploration du pouls est le terme de la recherche des divers phénomènes qui peuvent guider le praticien dans la recherche du diagnostic de l'affection soumise à son observation. Elle complète l'examen du malade et de la maladie. Il me reste cependant à indiquer encore quelques règles qui doivent servir à le diriger dans cette tâche difficile.

QUELQUES RÈGLES RELATIVES A L'ART D'EXAMINER LES MALADES.

§ 464.

Première règle. Les diverses circonstances qui

---

s'étant brusquement supprimé, il survint des palpitations douloureuses avec bruit de souffle très marqué au second temps. Le pouls Dicrote fut un des caractères les plus saillants de cette métastase. Il persista jusqu'au moment où les efforts de la thérapeutique parvinrent à ramener les douleurs vers leur siège primitif et naturel. — Le pouls, irrégulièrement Dicrote, avec vacuité de l'artère, est considéré par M. Lordat comme l'un des premiers et des plus redoutables caractères des fièvres graves.

viennent d'être signalées, relativement à l'examen des malades, doivent être étudiées dans l'ordre que nous avons suivi. Plusieurs d'entre elles deviennent inutiles dans la plupart des cas; l'intelligence du praticien doit toujours accommoder les questions aux besoins spéciaux du moment. Il est des phénomènes qui sautent aux yeux et aux sujets desquels il n'est par conséquent pas nécessaire d'interroger les malades.

§ 465.

Seconde Règle. Les maladies locales des yeux, des oreilles, de l'utérus, etc., exigent un examen spécial et attentif.

§ 466.

Troisième Règle. Il faut bien se garder de croire à la réalité de toutes les circonstances qui sont signalées par les malades. En dehors des signes fictifs des maladies simulées, les patients en indiquent souvent de purement imaginaires; quelquefois soit faiblesse d'esprit, soit douleur, etc., ils ne répondent que confusément aux questions qu'on leur adresse; toutes conditions auxquelles le médecin doit avoir les plus grands égards.

§ 467.

Quatrième Règle. Les malades qu'on interroge doivent être écoutés avec patience, soit qu'ils parlent de l'état actuel de leur santé, soit qu'ils racontent l'histoire de leur vie passée. Il en est plusieurs qui préparent d'avance le récit qu'ils doivent faire, et qui ne conservent de la suite dans les idées, qu'à condition de n'être pas interrompus. Un médecin impatient arrivera rarement à la connaissance complète de la maladie qu'il doit étudier.

§ 468.

Cinquième Règle. C'est une grande faute de la part du clinicien de préoccuper l'esprit de son malade par la recherche de phénomènes dont aucune probabilité n'indique la présence. Il n'est pas un symptôme dont un Hypocondriaque ne se croie atteint ; et une interrogation maladroite peut lui arracher des aveux sans fondement. C'est aussi ce à quoi on est exposé de la part des malades dépourvus d'intelligence.

§ 469.

Sixième Règle. Les malades tristes, mélancoliques, doivent être examinés avec réserve. La multiplicité des questions excite souvent leur impatience ou leur colère, sans profit pour le diagnostic.

§ 470.

Septième Règle. Il faut être non moins discret avec ceux qui se trouvent dans un grand état de faiblesse et que la conversation fatigue, avec ceux qui sont atteints d'Hémorrhagies, de Douleurs violentes, d'Anxiétés, de Défaillances, etc. Dans les cas de ce genre, c'est auprès des personnes qui environnent le malade qu'il convient de se renseigner.

§ 471.

Huitième Règle. Les enfants qui ne parlent pas encore, ne sauraient être examinés comme les adultes. Pour ce motif, leur séméïotique est pauvre et bornée. C'est aussi ce qui existe chez les adultes privés de la parole pour un motif quelconque, ou chez ceux qui sont dans le délire : quand les malades de cette espèce répondent aux questions qu'on leur adresse, c'est toujours par hasard, d'une manière peu juste ou contradictoire. Dans tous les cas de ce genre, il faut attendre peu de lumières de la part du malade lui-même et il convient de puiser les renseignements nécessaires, dans la connaissance plus exacte des circonstances extérieures et dans le récit des assistants, des parents, des amis ou des gardiens.

§ 472.

En dehors des obstacles que je viens de signaler, le médecin en peut rencontrer d'autres qui ne lui permettent pas toujours une exploration complète. Tels sont, *de la part du malade*, l'inattention, l'indifférence, le mystère, l'oubli, l'inintelligence de la langue du pays, etc.; *de la part de la maladie*, la surdité ou l'assoupissement; *de la part des assistants*, des récits inexacts; *de la part des circonstances extérieures*, l'obscurité par exemple. Enfin, le clinicien trouve quelquefois en lui-même des causes d'erreur; telles sont par exemple la crainte qu'il éprouve en approchant d'un malade en fureur, ou l'appréhension que lui cause une maladie contagieuse.

§ 473.

Dans tous les cas, l'homme de l'art doit avoir la liberté d'accommoder son examen aux diverses circonstances. Il est des maladies spéciales qui exigent des investigations particulières qu'on ne peut pas indiquer ici et qui ne s'apprennent qu'au lit des malades.

Les élèves qui abordent la clinique sont supposés connaître assez bien la Séméïotique pour pouvoir apprécier la valeur des signes morbides qu'ils découvrent; il convient néanmoins de leur recommander avec instances la lecture des livres de G. Gruner et de C. Sprengel (1).

(1) Parmi les livres français, il faut signaler à l'attention des Elèves les traités généraux de séméïotique de Landré-Bauvais, de Double, de Broussonnet et les traités spéciaux de Solano, Nihel, Bordeu, Fouquet, etc.

CHAPITRE SIXIÈME.

De la Pratique à suivre pour arriver à la Connaissance des maladies et à leur Détermination.

§ 474.

Lorsque le médecin a recueilli, à l'aide de l'examen dont nous venons d'indiquer les principes, tous les phénomènes relatifs au malade qui est le sujet de son observation, il peut s'élever à la connaissance et à la détermination précise de l'affection morbide dont il est atteint.

§ 475.

Il doit, en premier lieu, fixer son attention sur la nature des Prédispositions auxquelles se rapportent le sexe, l'âge, le tempérament, l'habitude extérieure, le genre de vie, les occupations, les maladies antérieures, etc. Par là, il verra la possibilité ou l'improbabilité de l'existence de certaines affections morbides, et il sera souvent mis sur la voie de la nature de la maladie actuelle. Souvent aussi l'examen de cette Prédisposition le conduira à la connaissance de certaines causes Occasionnelles.

§ 476.

Il cherche ensuite les traces des causes excitantes, et il analyse l'action de toutes les influences qui peuvent avoir contribué à développer le mal présent ; il examine attentivement la condition des circonstances ambiantes, dont les principales, l'air et les aliments, impriment toujours un caractère particulier à la maladie dans les cas où elles ne la produisent pas directement. A l'aide de tous ces éléments, il parvient à obtenir une idée plus claire de la nature des affections, il confirme, diminue ou détruit les soupçons préalablement conçus à cet égard, et les véritables caractères morbides se révèlent avec plus ou moins d'évidence. Enfin, quand tous ces moyens de Diagnostic sont impuissants, il peut encore arriver à la détermination du mal présent par la connaissance des maladies régnantes et du Génie Epidémique qui les tient sous sa dépendance.

§ 477.

Ce n'est qu'après cela qu'il écoute l'histoire Anamnestique de la maladie actuelle, qu'il cherche à connaître le moment de son invasion, les phénomènes qui ont signalé son début et son cours et les succès divers de la thérapeutique employée. Ces recherches ont pour résultat la détermination de l'âge de la maladie et par conséquent la connaissance des périodes qu'elle doit parcourir encore, lorsqu'elles sont bien déterminées et bien connues, comme dans la Petite Vérole par exemple : elles indiquent sa marche plus ou moins rapide, son état aigu ou chronique, régulier ou anormal ; enfin, le rapport qui existe entre les forces du patient et l'intensité de son mal.

§ 478.

Mais malheureusement ont parvient rarement à connaître avec exactitude les circonstances Anamnestiques. Beaucoup trop souvent la recherche la plus attentive des causes, l'exploration la plus sérieuse des phénomènes antérieurs ne fournissent que des notions ou conjecturales ou nulles, et l'on est forcé de chercher la connaissance de la maladie dans les signes Diagnostics proprement dits. Dans ce but, on passe en revue les symptômes dont la tête, la poitroine, l'abdomen ou les membres sont le théâtre ; l'on examine l'état de toutes les fonctions ; la nature et la liberté des excrétions, enfin les qualités extérieures du corps. Les phénomènes ainsi recueillis, fécondés par une induction rigoureuse, conduisent habituellement à la connaissance des causes cachées et révèlent, pour la première fois, la nature de la maladie, ou confirment le soupçon que l'on en avait préalablement conçu.

§ 479.

L'examen de toutes les circonstances que je viens

d'énumérer étant indispensable pour arriver au Diagnostic précis de la maladie actuelle , il n'est pas surprenant que les jeunes médecins soient pris de vertige en présence de telles exigences, et que même des cliniciens expérimentés soient éblouis par toutes les difficultés de la pratique, difficultés qui peuvent être augmentées par l'opposition qui se rencontre fréquemment entre les symptômes et les causes , et par une telle intrication des phénomènes, que l'esprit est presque invinciblement entraîné vers des illusions ou des erreurs.

§ 480

C'est pour les éviter que je vais exposer quelques règles fondamentales , qui serviront de guide dans l'art de puiser la notion précise de la nature des maladies à ces diverses sources.

§ 481.

Et comme il ne suffit pas toujours de connaître, pour son propre usage, le fait morbide qu'on a sous les yeux , qu'il est aussi très souvent nécessaire de transmettre à des confrères une idée exacte de sa nature, j'indiquerai les règles à suivre pour les désigner convenablement. Dans ce double objet, nous traiterons d'abord de l'art de connaître les maladies ou du *Diagnostic*, et en second lieu de l'art de les déterminer et de les nommer.

I. *Du Diagnostic des maladies.*

§ 482.

La connaissance d'une maladie présente porte le nom de *Diagnostic* (1). Sa Définition, Détermination, Dénomination consiste à la désigner, à l'exprimer par un nom convenable, connu des médecins, et à l'inscrire dans les cadres d'un système nosologique.

§ 483.

Dans un sens plus restreint, le Diagnostic n'est autre chose que la nosologie spéciale d'une maladie actuelle tout entière (2). Il a pour but de chercher, autant que faire se peut, à en découvrir et expliquer tous les phénomènes successifs, d'après l'idée

---

(1) Diagnostic vient du mot grec διάγνωσις, discernement; διὰ, entre, γινώσκω, je connais, c'est-à-dire la connaissance différentielle des maladies.

(2) Du moment où le Diagnostic ne se limite pas à la connaissance de l'état présent dans un cas déterminé de pratique, du moment où il veut connaître la maladie *tout entière*, il entre dans le camp du Pronostic. Le Pronostic n'est, en effet, qu'un *Diagnostic anticipé*, πρὸ, avant, γινώσκω, je connais. Il ne se borne pas seulement, comme on le croit trop souvent, à prévoir la solution bonne ou mauvaise d'une maladie, à prédire la vie ou la mort; ses véritables attributions et son caractère propre sont de fournir la connaissance anticipée de tous les événements morbides, de leurs évolutions successives, de leurs transformations et de leur fin. Le Diagnostic et le Pronostic sont donc insépa-

préalablement conçue de sa nature. Cette opération sera toujours difficile jusqu'au moment où les Dogmes physiologiques auront été convenablement formulés et solidement établis. On se borne aujourd'hui à signaler plutôt qu'à expliquer les divers phénomènes morbides, et l'on se tient pour satisfait si, par ce moyen, on parvient à apercevoir la liaison des principaux symptômes entre eux et avec leurs causes et à trouver ainsi le moyen de diriger le traitement d'une façon convenable.

§ 484.

Le Diagnostic d'une maladie quelconque se rapporte aux quatre chefs suivants : 1o *sa Nature*, 2o *sa Forme*, 3o *son Stade*, 4o *son Intensité.*

II. *De la Nature de la maladie.*

§ 485.

La *Nature* d'une maladie et son caractère propre sont fournis par l'ensemble des attributs qui, lui étant particuliers, déterminent sa différence spécifique et indiquent les secours thérapeutiques appropriés.

---

rables; et ensemble, ils constituent cet art que les anciens désignaient sous le nom de *Diagnose.**

* Voir ma dissertation sur cette question : *Apprécier la valeur des sources du Diagnostic médical et déterminer les circonstances qui le rendent difficile ou incertain.* Montpellier 1848.

§ 486.

Le nombre des maladies est immense, si l'on ne considère que leur forme ; il est beaucoup plus limité, si l'on examine seulement leur Génie (1). C'est en se fondant sur ce dernier qu'on établit des classes, des ordres et des genres, lesquels comprennent toujours les caractères essentiels et les plus généraux des affections morbides. La forme, au contraire, ne détermine que des variétés, elle ne présente que les symptômes éventuels et elle sert au plus à définir l'espèce.

§ 487.

Le Diagnostic de la nature des affections pathologiques se fonde sur la connaissance de toutes les circonstances qui ont été énumérées dans le chapitre précédant, et qui peuvent se réduire aux suivantes : 1° *les Prédispositions* du sujet ; 2° *les Causes* de la maladie ; 3° *sa Marche;* 4° *ses Symptômes* qui sont les effets des causes ; 5° *le Génie de la Constitution Epidémique.* Le concours de toutes ces considérations est indispensable ; prises individuellement, elles sont toutes insuffisantes.

DU DIAGNOSTIC DE LA NATURE DE LA MALADIE, D'APRÈS LES PRÉDISPOSITIONS DU SUJET.

§ 488.

La connaissance de la prédisposition des sujets

(1) En pathologie, le mot *Génie* ne veut pas dire autre chose que *Principe Générateur* ou Cause Essentielle.

suffit quelquefois pour établir un diagnostic certain. A part les maladies sexuelles, il n'en est pas une seule à la quelle un homme ne puisse être prédisposé. Il peut arriver que ceux qui ont eu la variole en soient atteints de nouveau, et l'on a vu des vieillards tourmentés par la dentition (1), des enfants par les hémorrhoïdes, etc. C'est la prédisposition seule qui fixe la limite d'une possibilité morbide ; elle ne détermine cependant l'éclosion d'une maladie que lorsqu'elle est aidée et mise en jeu par l'action d'une cause extérieure excitante. Il est pourtant des puissances nuisibles tellement absolues et tellement intenses, qu'elles amènent toujours et forcément la maladie qui leur corrrespond, en dépit de toute Prédisposition (2).

§ 489.

Ce ne sont donc jamais que des probabilités, et non pas des certitudes que l'on peut demander à la connaissance des seules prédispositions. Le Diagnostic qui en découle est ordinairement conjectural. Il n'acquiert la précision nécessaire que lorsqu'il est confirmé par d'autres circonstances.

---

(1) Les faits de cette espèce ne sont pas très rares, *les Annalles de la société médicale d'Emulation de la Flandre Occidentale* en ont rapporté un exemple fort curieux dans le N° 7 de l'année 1848.

(2) Ce que j'ai dit au sujet des causes Efficientes dans une note relative au § 164, limite cette proposition trop absolue.

§ 490.

Cependant, dans certains cas spéciaux, le Diagnostic acquis par cette voie n'est pas tout-à-fait infidèle. Il est des causes qui, opposées seulement en partie à certaines prédispositions, exercent une action *relative:* dans des circonstances différentes, elles peuvent demeurer impuissantes. C'est pour cela qu'il ne suffit pas d'examiner en elle-même la Prédisposition qui dirige, augmente, diminue ou annihile l'action de ces causes, mais qu'il est toujours nécessaire de la mettre en parallèle et de la balancer avec la puissance bien connue de ces mêmes causes.

§ 491.

Dans tous les cas, il convient de distinguer avec soin la Prédisposition morbide d'avec cet état particulier du corps humain, que les modernes appellent *Opportunité* (1). L'homme qui est atteint de ce dernier état, quoique privé de la santé, ne peut pourtant pas encore être considéré comme malade.

DU DIAGNOSTIC DE LA NATURE DES MALADIES, D'APRÈS LEURS CAUSES.

§ 492.

Le Diagnostic des maladies, d'après leurs causes,

(1) Voir à la note relative au § 241 la véritable signification du mot *Opportunité*.

est de tous le plus certain ; c'est celui qui conduit le plus directement à la connaissance de leur nature et à l'interprétation des symptômes qui la caractérisent.

§ 493.

Toutes les fois qu'il n'existe qu'une cause unique, violente, manifeste, ce Diagnostic est facile et il donne des résultats positifs.

§ 494.

Mais les cas de cette espèce sont rares, et le plus souvent la maladie se trouve être la résultante *d'une réunion de causes dont aucune ne domine par son intensité*. Leur ensemble rend le Diagnostic fort difficile, parce qu'il est rare qu'elles concourent toutes vers un but commun, et qu'il n'est pas aisé de déterminer, au milieu de leur opposition, celles dont l'action est réellement prédominante.

§ 495.

Bien plus, il est des cas où l'on ignore absolument, où l'on ne peut pas même soupçonner la nature des causes morbifiques, et si l'on parvient à connaître la cause première des accidents morbides, les causes secondes se dérobent à toute investigation.

§ 496.

Enfin, alors même qu'il n'existe qu'une cause manifeste, *ses effets* sont si *variables*, suivant la diversité des prédispositions, qu'ils peuvent tromper toutes nos conjectures.

§ 497.

Pour ces motifs et pour plusieurs autres raisons, la nature de la maladie ne peut pas être sûrement déduite de la connaissance des causes antérieures, et le diagnostic qui repose exclusivement sur cette notion, est le plus souvent incertain ou douteux. Il faut donc qu'il puise ses Eléments à des sources d'un autre ordre et qu'il invoque l'assistance des symptômes.

§ 498.

Toutes les fois cependant qu'il a cherché envain les causes spéciales de la maladie actuelle, l'observateur avant de passer outre, doit porter son attention vers les causes générales qui agissent sur les masses, que l'on nomme *Epidémiques* ou *Contagieuses;* elles indiquent fréquemment la véritable nature des affections.

DU DIAGNOSTIC DE LA NATURE DES MALADIES, PAR LES SYMPTÔMES.

§ 499.

Le Diagnostic qui s'appuie sur les *symptômes* et surtout sur un seul symptôme, n'est ni aussi vrai ni aussi sûr que celui qui découle des connaissances Etiologiques. Des maladies de nature diverse et même opposée se manifestent souvent par des phénomènes identiques.

§ 500.

Il est d'ailleurs quelques symptômes si communs, qu'on les rencontre dans toutes les maladies, sans exception; de ce nombre sont : l'anorexie, les lassitudes, l'insomnie, etc. Il n'est peut-être pas de cas pathologique où on ne les aperçoive.

§ 501.

D'un autre côté, il est des *lésions et des troubles fonctionnels si légers*, qu'ils indiquent simplement le dérangement de la santé, sans rien préciser sur la nature de la maladie présente : tels sont ceux qu'on rencontre dans la période d'opportunité et qui servent d'intermédiaire entre la santé et la maladie. Les affections les plus graves n'en sont pas dépourvues.

§ 502.

Il existe en outre des phénomènes *secondaires* qui sont comme les symptômes des symptômes et qui dépendent de l'altération des diverses parties. Ils ne peuvent pas plus que les précédents, servir à déterminer la nature des maladies.

§ 503.

Même chose à dire au sujet des phénomènes *sympathiques* qui, dans des affections de nature identique, varient à l'infini suivant les sujets.

§ 504.

Enfin, il est des symptômes tout-à-fait *accidentels*, nullement liés à la nature de l'affection, dont la présence ou l'absence importe peu, et qui sont par suite sans valeur pour indiquer la nature et le vrai caractère des maladies. Ils proviennent de causes indirectes étrangères à la pathogénie du fait morbide actuel et ils ne s'associent à son cours que d'une manière parasite. On les appelle des *Epiphénomènes*. Ils servent quelquefois à indiquer la forme de l'affection ou à déterminer ses complications, mais ils ne peuvent jamais en préciser la nature. Ils sont également impuissants au point de vue du Diagnostic, soit qu'on les considère dans leur isolement, soit qu'on les examine dans leur ensemble.

§ 505.

Si le Diagnostic de la nature d'une maladie présente peut être éclairé par les symptômes, ce n'est jamais que par les symptômes *Essentiels*, *Pathognomoniques* qui sont liés nécessairement à l'affection qu'ils représentent, qui en découlent directement, et qui par conséquent conduisent avec sûreté à la connaissance de sa nature ; mais ces phénomènes caractéristiques sont rares ou imparfaitement connus. Dans tous les cas, un seul de ces symptômes ne suffit pas, le Diagnostic ne peut se fonder que sur plusieurs d'entre eux, et celui qui aura su les chercher et les découvrir, touchera presque à la connaissance de la nature du mal actuel.

§ 506.

Pour faciliter cette recherche et arriver par elle au but qu'on se propose, il importe que la Pathologie spéciale s'applique à formuler avec soin la Définition des maladies.

§ 507.

De tout ce qui vient d'être dit, il résulte qu'il est bien difficile d'arriver à la connaissance de la nature des affections morbides par la symptomatologie. Il faut pourtant bien se garder de déprécier par trop la valeur de ce moyen. Il est incontestable que la contemplation de l'ensemble des phénomènes contribue puissamment à éclairer le Diagnostic.

§ 508.

Les symptômes peuvent être considérés comme des parties dont le rapprochement et la réunion constitue la maladie. Ils ne sont qu'un résultat, mais à l'aide d'inductions rigoureuses, ils conduisent à la connaissance des causes. Ce sont enfin des phénomènes dont la contemplation empirique mène, par le secours d'analogies légitimes, à la détermination des maladies semblables ou dissemblables, et par conséquent à un certain diagnostic.

§ 509.

Dans tous les cas, il sera indispensable de considérer attentivement la *marche des affections*, c'est-à-dire d'examiner non pas seulement le nombre et la nature des symptômes actuels, mais encore la manière dont ils se succèdent, et le plus ou moins de promptitude de cette succession, leur ordre, leur liaison, leur début et leur fin; de comparer les derniers avec les premiers, pour déduire de ce parallèle la similitude ou la dissemblance des maladies.

DU DIAGNOSTIC DE LA NATURE DES MALADIES, D'APRÈS L'ENSEMBLE DE LEURS CARACTÈRES.

§ 510.

Puisqu'il est impossible de se fier absolument et toujours aux symptômes, et qu'il n'est pourtant pas permis de les négliger; puisqu'on ne peut accorder aux causes qui sont généralement peu connues, qu'une confiance limitée, examinons si la comparaison des symptômes avec les causes, et réciproquement celle des effets avec leur principe, ne peut fournir au Diagnostic des renseignements plus précis, alors que l'on tient compte de la prédisposition et de l'état antérieur de la santé. Oui, c'est ce parallèle qui permet d'arriver à la connaissance de la nature de la maladie présente, c'est principalement de lui que découlent les indications, les remèdes qui peuvent les remplir, et c'est par lui qu'on arrive à la détermination de l'incurabilité.

§ 511.

De tout cela il découle que le Diagnostic a des valeur très diverses suivant les procédés de sa formation. Alors que toutes les circonstances énumérées concourent au même but et tendent également à révéler la nature de la maladie, il peut être considéré comme *certain* et les indications thérapeutiques en découlent sans effort. Dans tous les autres cas, il n'est que *probable*, *conjectural*, *douteux* ou *entièrement nul.*

2. *De la Forme de la maladie.*

§ 512.

La réunion de tous les symptômes morbides tant essentiels qu'accidentels, déterminent la *Forme* extérieure d'une maladie.

§ 513.

Ils peuvent découler d'une cause commune et unique, comme il arrive dans les maladies simples, ou bien ils sont la conséquence d'une réunion de causes diversement agissantes, comme on l'observe dans les maladies compliquées.

§ 514.

Faut-il s'étonner de la variété des formes Pathologiques, alors qu'on sait qu'elles ne sont que la physionomie des affections, et que l'on songe à la multiplicité des symptômes, au nombre presque infini des altérations fonctionnelles, et aux apparences diverses qui résultent de leur union ou de leurs modifications respectives. Le genre humain serait bien à plaindre si les genres morbides étaient aussi nombreux que les formes ou les variétés.

§ 515.

Il a été dit que ce n'est pas sans danger qu'on cherche à établir la nature des maladies et à déterminer leur différence radicale, d'après les manifestations extérieures. On comprendra l'incertitude des conclusions de cette espèce, quand on se rappellera qu'il est des maladies très diverses quant à leur fond, qui se traduisent par des symptômes identiques, et que d'un autre côté des phénomènes différents appartiennent à des maladies de même nature.

§ 516.

Il est certain cependant que la considération des formes morbides suffit quelquefois pour éclairer l'état pathologique de chacun des organes en particulier, pour déterminer le nombre, l'étendue, l'intensité et les rapports de ces états morbides, ainsi que pour indiquer la violence des causes, leur direction, leur nature simple ou complexe. Ces questions ne sont pas d'un petit intérêt en pratique, puisque l'art de diriger convenablement les secours de la thérapeutique, est puissamment éclairé par leur solution.

§ 517.

Pour apprécier la véritable importance de l'Etude des formes morbides, il suffit de connaître le rapport qui existe entre elles et les causes qui ont développé l'affection actuelle.

3. *Du Stade des maladies.*

§ 518.

La forme d'une maladie n'est jamais assez constante, pour qu'on puisse espérer de la trouver identique, pendant toute la durée de son évolution. La succession des phénomènes morbides, leur manière d'être, la rapidité de leur marche se modifient suivant les Périodes qu'elle parcourt.

§ 519.

Il y a plus, c'est que la nature morbide elle-même change quelquefois dans le cours de la même maladie, comme il arrive dans la Variole.

§ 520.

Ainsi, pour apprécier convenablement et connaître avec exactitude soit la forme, soit la nature d'une maladie donnée, il faut avoir égard à son Stade actuel, le comparer avec les périodes écoulées, et contempler attentivement l'affection dans chacun de ses âges.

§ 521.

Car de même qu'on ne peut donner une bonne définition d'une maladie sans embrasser dans leur réunion toutes les circonstances que nous avons signalées, de même aussi on ne peut jamais fonder un jugement assuré sur sa nature, si on n'a convenablement étudié l'ensemble de ses phases successives. La considération de la période actuelle prise isolément n'en pourra donner qu'une idée incomplète. Il est des maladies, dont le Diagnostic ne peut être fixé qu'après une durée de plusieurs jours, alors qu'on a pu voir se dérouler la série successive des phénomènes qui la constituent. Telles sont les Fièvres Exanthématiques et les Intermittentes.

§ 322.

Il est du plus grand intérêt d'examiner avec soin l'histoire Anamnestique de la maladie actuelle, et de comparer sa marche présente avec celle qu'on sait lui être propre. Il est des affections morbides qui essentiellement, et par le fait de leur nature, ont des périodes nécessaires, c'est-à-dire des phases par lesquelles elles doivent infailliblement passer (1). Généralement les maladies présentent quatre stades : le Début, l'Augment, le Déclin et la Fin.

---

(1) Cette proposition n'est pas exacte. Il n'est pas de maladie dont les périodes soient nécessaires, et qui ne puisse être arrêtée à toutes les époques de sa durée par des accidents imprévus, par une thérapeutique héroïque ou par la mort. Van-Helmont et M. Bouillaud ont été si convaincus de cette vérité, qu'ils ont établi comme un des principes les plus positifs de la thérapeutique, la *Jugulation* de toutes les affections fébriles aiguës par les sudorifiques, ou par les saignées coup sur coup. Barbeu du Bourg, Moublet et quelques autres ont prétendu qu'on pouvait arrêter la Petite-Vérole à la première période par des évacuations artificielles, et Freind a démontré pratiquement la possibilité d'anéantir presque complètement la fièvre secondaire de cette maladie par les purgatifs. Je suis bien loin d'approuver de telles Pratiques comme méthodes générales ; je crois que le véritable but de la thérapeutique n'est pas d'arrêter violemment la marche des affections morbides, mais de les conduire pacifiquement et par le chemin le plus court à leur solution naturelle. Si je rappelle ces tentatives et ces préceptes, c'est uniquement pour m'élever contre une proposition qui me parait beaucoup trop générale.

§ 523.

La connaissance exacte du stade ne sert pas seulement à diriger l'usage des moyens accessoires, elle aide encore à établir d'un manière précisé les indications essentielles, curatives.

4. *De l'Intensité de la maladie.*

§ 524.

Le Diagnostic complet doit mentionner la gravité d'une maladie à côté de son nom. De cette manière, il est permis d'apprécier au premier coup-d'œil l'urgence plus ou moins grande des secours thérapeutiques, et de proportionner l'activité des remèdes à la violence du mal. On distingue, par la réalité comme par le nom, une petite Toux *(Tussicula)* d'avec une Toux plus intense *(Tussis)*; une petite Fièvre *(Febricula)* d'avec une Fièvre plus forte *(Febris)*, etc. (1).

§ 525.

La gravité d'une maladie se déduit du nombre, de la violence et de l'intensité des symptômes qu'elle présente, en tenant compte des conditions biologiques antérieures.

---

(1) Il est impossible de traduire autrement que par les expressions ci-dessus les mots *Tussicula*, *Febricula*.

§ 526.

C'est sur la connaissance de la gravité de la maladie que se fonde le Pronostic. Nous en parlerons plus tard d'une manière spéciale.

§ 527.

Telles sont les circonstances diverses sur lesquelles repose le Diagnostic des maladies ; tels sont aussi l'ordre et la méthode qui doivent servir de règle dans leur recherche. Il doit résulter de leur examen une idée précise de la nature de l'affection et sa Nosologie spéciale la plus complète possible. C'est alors seulement qu'on peut la considérer comme connue.

§ 528.

Il reste encore à lui donner un nom qui puisse servir à la caractériser et qui représente, autant que faire se peut, son véritable caractère.

II. DE LA DÉNOMINATION DES MALADIES.

§ 529.

C'est la connaissance de la maladie qui doit conduire à sa définition et à sa dénomination. Le nom qu'on lui donne doit être tel, que non-seulement il en indique sommairement les caractères essentiels, ceux sur lesquels reposent les indications principales, mais encore qu'il soit compris par tous les médecins et que le peu de mots qui le composent puissent suffire pour transmettre une idée précise de sa nature.

§ 530.

Si la Pathologie possédait un système Nosologique aussi parfait que le système Botanique, tout se bornerait à recueillir les signes de la maladie actuelle et ses véritables caractères, à les comparer avec les caractères et les signes des autres affections morbides et se serait ensuite une petite affaire que de la placer dans la classe, l'ordre, le genre, l'espèce qui lui conviennent, ainsi que de lui donner un nom approprié à sa nature.

§ 531.

Mais une Nosologie naturelle est encore à faire. La plupart de celles que la science possède sont fondées sur une symptomatologie diffuse, et elles ne constituent que des ébauches maigres et insuffisantes.

§ 532.

Dans un traité de Pathologie spéciale que nous préparons, nous avons l'intention de présenter une classification nouvelle. Nous ne la donnerons pas comme parfaite (il n'est pas au pouvoir d'un seul homme, ni d'une seule époque d'en faire une telle), mais nous espérons qu'elle présentera une valeur pratique incontestable (1).

(1) Hildenbrand est mort sans tenir sa promesse, et nous devons d'autant plus le regretter, qu'il n'existe pas une seule Nosologie

§ 533.

Les familles et les classes seront fondées sur les Caractères Généraux les plus essentiels des maladies considérées dans tout leur cours. C'est ainsi que les Fièvres, à cause du frisson qui signale constamment leur début, de la lésion des forces vitales, du trouble de la circulation, de l'altération de la chaleur animale qui les caractérisent; des oscillations de leur

---

qui soit réellement clinique ou pratique. Toutes celles, en grand nombre, qui ont paru depuis que Sauvage mit à la mode les travaux de cette espèce au commencement du dernier siècle, sont *Artificielles*, c'est-à-dire fondées sur quelques-uns des caractères extérieurs des maladies. L'une prend pour point de départ les symptômes ou les formes extérieures; une autre, les changements matériels organiques; une troisième classe les maladies suivant l'ordre Anatomique; une quatrième d'après des altérations chimiques supposées; toutes conditions qui, laissant de côté les natures morbides, c'est-à-dire le mode spécifique et affectif qui les constitue, ne sont, en clinique, que d'une utilité secondaire. Une classification qui puisse guider le praticien au lit des malades, doit reposer exclusivement sur les distinctions, d'où découlent les indications capitales; or, la nature des affections morbides peut seule les fournir, et un grand Clinicien peut seul accomplir cette tâche immense et difficile. Personne n'avait plus que notre auteur toutes les qualités nécessaires pour mener à bonne fin cette grande entreprise : science profonde, érudition, philosophie, sagacité pratique, immense expérience, il possédait tout ce qui pouvait en assurer le succès. La mort l'a surpris au moment où il allait y mettre la main et elle nous a privés d'une œuvre capitale que la Science et la Pratique réclameront longtemps encore.

marche, des efforts spontanés et critiques qui leur impriment des changements rapides, constituent une Famille spéciale. Or, toute maladie qui présentera les caractères que je viens d'indiquer, devra être classée parmi les maladies fébriles et on lui donnera le nom générique de *Fièvre.*

§ 534.

Les Familles une fois établies, je rechercherai les caractères plus spéciaux qui conviennent à certains ordres ou genres et qui en établissent les subdivisions principales. Ainsi, il y a des Fièvres qui se distinguent entre toutes par l'exaltation des forces vitales, par la violence de la réaction contre les causes excitantes, par la continuité du type, par la rapidité de la marche, par l'impétuosité de la circulation, etc.; ces caractères sont ceux des Fièvres Inflammatoires que l'on désigne sous le nom de *Pyrexies.*

§ 535.

Ce n'est point encore assez ; il est indispensable de spécifier avec soin les caractères qui sont propres aux divers membres de chaque famille, de manière à arriver au signalement des Espèces, si ce n'est à celui des Variétés. Si donc cette Pyrexie s'accompagne d'une respiration embarrassée, douloureuse, et de toux, elle constituera une *Fièvre inflammatoire avec altération matérielle des poumons*, c'est-à-dire la maladie connue sous le nom de *Péripneumonie.*

§ 536.

Ainsi, le nom le plus légitime d'une maladie sera celui qui indiquera à la fois sa nature et sa forme. Une telle expression donnera toujours une idée entière et pratique de l'affection morbide. L'ordre importe peu et il est indifférent de dire : *Péripneumonie inflammatoire* ou *Fièvre inflammatoire avec altération topique des poumons*, ou enfin, *Pyrexie Péripneumonique*, *etc.* (1).

§ 537.

Si en même temps il est possible d'indiquer la cause prochaine, le caractère essentiel, alors le nom sera parfait, parce qu'il donnera la plus complète

---

(1) Est-il indifférent de remplacer l'expression peu commode de *Fièvre inflammatoire avec altération matérielle des poumons*, par celle beaucoup plus courte de *Péripneumonie ?* Non, sans doute, par la raison sans réplique que la première indique la nature entière de l'affection et désigne les caractères qui doivent servir à fonder les indications, tandis que la seconde n'indique que l'altération topique, et qu'elle fait présumer que cette altération dépend toujours d'une cause inflammatoire, ce qui n'est pas. C'est pour éviter l'embarras de la première qualification et pour ne point préjuger la question de la nature morbide comme le fait la seconde, qu'il convient de préférer toujours à l'une et à l'autre, celle de *Fluxion de Poitrine*. Le vague de cette appellation est ce qui en constitue le mérite. En indiquant l'organe qui est le but des invasions fluxionnaires, elle laisse à l'esprit toute son indépendance et lui permet de chercher, en liberté, la cause générale qui en constitue la nature.

image de la maladie. C'est ainsi que les expressions *Phrénésie traumatique*, *Colique des peintres*, etc., donnent en deux mots une idée complète de l'affection à laquelle elles se rapportent (1).

---

(1) Je ne puis être ici de l'avis de l'auteur au sujet de cette seconde dénomination. Le mot *Colique des Peintres* devrait être rayé du langage médical. On veut lui faire signifier une colique de nature métallique : or, en supposant que le métal puisse en être la cause, il n'y a pas que les peintres qui en sont atteints ; tous ceux qui manient le plomb ou ses préparations, ou même certains autres métaux, y sont exposés comme eux. D'ailleurs, la cause présumée n'indique en rien la thérapeutique applicable, et toutes les tentatives chimiques pour guérir cette maladie par des agents neutralisants ont été impuissantes. Mais bien plus, une métastase rhumatismale sur les intestins donne souvent lieu à une colique en tout semblable à celle des peintres, comme *Strack* * l'a démontré. *Tronchin* ** a vu les fruits verts en procurer de même nature. Il est plus rationnel de considérer la Colique des Peintres comme une Colique Nerveuse qui peut atteindre tout le monde et non pas seulement ceux qui sont en rapport avec des préparations de plomb. La paralysie consécutive à cette colique ne constitue pas un caractère spécial de la provenance métallique, puisque toutes les coliques, de quelque nature qu'elles soient, si elles se prolongent, peuvent l'entraîner, comme *Tronchin*, *Bordeu* ***, de *Haen* ****, *Barthez* ***** l'ont démontré.

* *Observ. medicin. de Colica Pictonum maximè ob Arthritidem. fracof.* 1772, in-8°.

** *De Colica Pictonum*, *Genevæ* 1757, in-8°.

*** Traité de la colique métallique, édit. de Richerand, p 485.

**** *De Colica Pictonum*, part. 3, c. 2, t. I, pag. 2, in-12, 1762.

***** Mémoire sur les Coliques Nerveuses iliaques.

§ 538.

Enfin, le nom d'une maladie sera d'autant plus exact, qu'il comprendra plus complétement les détails les plus importants relativement à sa nature et qu'il précisera les indications avec plus d'exactitude : de ce genre, sera la dénomination de *Fièvre varioleuse maligne suppurante* laquelle, outre la Nature et la Forme, indique le Stade et l'Intensité du mal.

§ 539.

Nous convenons volontiers qu'on ne peut pas toujours trouver des noms de cette espèce. Le plus souvent la nature de la maladie se dérobe complétement, ou elle est douteuse, et il est des cas où la dénomination ne saurait indiquer qu'un seul symptôme, comme le suivant : *surdité* (1).

§ 540.

Qu'il me soit permis, en finissant ce chapitre, d'indiquer quelques règles qui serviront de guide dans l'Etude des objets auxquels il se rapporte, qui

(1) Cette expression comme celles de *Goutte*, *Syphilis*, *Scorbut*, *Grippe*, n'ont aucune valeur scientifique ou nosologique. Elles représentent toutes, il est vrai, un symptôme ou même un groupe de symptômes, mais elles n'éclairent en rien la question pratique, et ne dispensent pas le Clinicien de se livrer, pour chacun des cas spéciaux, à une analyse profonde, laborieuse, difficile, qui a pour but d'aller à la recherche de la cause de tous ces phénomènes extérieurs et de fixer les indications thérapeutiques.

sont les plus importantes et les plus difficiles de la médecine pratique.

DE QUELQUES RÈGLES RELATIVES A L'ART DE CONNAÎTRE LES MALADIES.

§ 541.

Première Règle. — Il importe de savoir, avant toute chose, si la maladie dont il s'agit est Générale, c'est-à-dire résidant dans l'ensemble des forces du système; ou bien si elle est purement Locale, Organique; ou enfin, si elle est à la fois générale et locale.

§ 542.

Deuxième Règle. — Souvent il existe chez le même individu plusieurs maladies (la plupart du temps locales) qui sont la conséquence de causes complexes, qu'il est impossible de ramener à une seule origine et qu'il faut examiner, définir et nommer séparément. Le rapport des signes entre eux ou avec leurs causes respectives, la connaissance de leur opposition et de leur indépendance, le soin de les séparer suivant les circonstances originelles dont ils proviennent, doivent conduire le médecin à la notion précise et à la distinction respective de la nature de chacune de ces maladies.

§ 543.

Troisième Règle. — Il faut avoir soin cependant de ne point considérer comme compliquée une maladie simple. Que les jeunes médecins se tiennent sur leur garde et que la multiplicité et le concours des symptômes dans une maladie violente, que leur succession dans une maladie de long cours, et que surtout les symptômes collatéraux, accidentels et non liés à la nature de l'affection, ne leur fassent pas considérer comme compliquées des maladies simples. Semblable à un arbre, toute maladie se divise en symptômes qui en peuvent être considérés comme les rameaux. Ceux qu'il est impossible de rapporter à la racine commune, sont les seuls qui doivent être regardés comme ayant une origine distincte (1).

---

(1) Le problème clinique ne s'arrête pas là. Il ne suffit pas en effet de constater l'indépendance originelle d'un ou plusieurs états morbides, il est encore indispensable de connaître leurs rapports actuels, et de savoir si leur association constitue une *Complication*, ou bien si elle est tout simplement une *Coïncidence* fortuite. La conduite thérapeutique doit être bien différente dans les deux cas. Dans ce dernier, les affections morbides accidentellement réunies, naissent, se développent, parcourent toutes leurs périodes et se terminent sans exercer jamais l'une sur l'autre la moindre influence. On voit quelquefois, au printemps, deux fièvres intermittentes tierces, s'unir et se développer simultanément de manière à constituer ce que l'on nomme la *Double Tierce*. On a observé des cas dans lesquels les accès étaient dans les rapports suivants : la première fièvre présente des caractères différents de la seconde, elle ne paraît pas aux mêmes heures, elle est plus intense, et, en outre, elle va toujours en augmentant, même longtemps après que la seconde, plus promptement arrivée à son apogée, a parcouru toutes les phases de son évolution et s'est terminée spontanément. Ainsi, voilà deux Etats morbides de la même famille existant simultanément, mais

§ 544.

Quatrième Règle. — Le Diagnostic ne peut jamais être certain si, négligeant les inductions philosophiques, il est formulé d'après la connaissance d'un seul phénomène ou d'un trop petit nombre de symptômes.

§ 545.

Cinquième Règle. — Le Diagnostic le plus sûr est

---

simplement *Coïncidents.* Comparons cette indépendance avec ce qui se passe dans l'intrication d'une syphilis avec l'affection scrophuleuse, avec l'affection herpétique, ou avec le scorbut. Les symptômes, la marche, les indications ne sont ni ceux de l'une ni ceux de l'autre, mais un mélange de toutes deux qui fait de la résultante une maladie beaucoup plus grave et beaucoup plus difficile à guérir que l'une ou l'autre des affections Elémentaires : c'est là la véritable *Complication* ou la *Complication Essentielle*. Il en est une autre qu'on peut nommer *Epigénétique* et qui consiste dans l'existence simultanée d'altérations locales très diverses provenant d'une seule affection primitive, et ne présentant chacune que des indications secondaires. C'est ainsi que des ulcères dans la gorge, des tumeurs gommeuses, des exostoses, des Dermatoses de formes et de couleurs variées peuvent se trouver chez un même individu affecté de Syphilis. L'indication dominante dans ce cas est celle qui se rapporte à la destruction de l'affection spécifique. L'on est certain que les accidents signalés se dissiperont spontanément après son anéantissement complet...... On voit que la Détermination précise des rapports qui se trouvent entre deux ou plusieurs affections n'est pas un problème indifférent, et que l'analyse clinique n'est complète que lorsqu'elle est parvenue à le résoudre.

celui dont les prévisions sont chaque jour confirmées par la marche de la maladie, par l'apparition successive des phénomènes essentiels et par les succès de la thérapeutique. Dans les circonstances opposées, alors qu'il faut modifier le Diagnostic déjà porté, l'on ne doit procéder à ce changement qu'avec la plus extrême réserve.

§ 546.

Sixième Règle. — C'est pour cela que chaque jour, après avoir recueilli, au lit des malades, les phénomènes récemment survenus, on formule de nouveau le diagnostic et l'on confirme ou l'on invalide ainsi le premier jugement porté.

§ 547.

Septième Règle.— Il arrive fréquemment que lorsqu'on voit un malade pour la première fois, le défaut de renseignements, l'opposition qui se rencontre entre les caractères ou les signes morbides, ne permettent pas de préciser le diagnostic. Il demeure dans ce cas ou conjectural ou nul. Dans de telles circonstances, le médecin ne rougira pas de l'impuissance de son art, mais il attendra avec patience que la marche de la maladie et le développement de ses périodes successives, lui donne le moyen de se prononcer explicitement.

§ 548.

Huitième Règle. — L'on est quelquefois forcé de

se contenter d'un diagnostic négatif qui fait connaître ce que la maladie n'est pas, alors qu'il est impossible de savoir ce qu'elle est (1).

§ 549.

Neuvième Règle.— Que le médecin n'attache jamais trop de confiance au nom que le patient ou son entourage donnent à la maladie, ou aux opinions que les uns et les autres expriment sur sa nature. Le clinicien peut être exposé à se tromper s'il se laisse séduire par des récits qui tendent à lui persuader que toute la maladie consiste dans des hémorrhoïdes, des vents, etc., alors qu'il n'en est rien.

§ 550.

Dixième Règle. — Il ne faut point changer sans de graves motifs la nomenclature médicale légitimée par un long usage, si l'on ne veut augmenter la confusion déjà babylonienne du langage médical. Nous repoussons absolument les expressions nouvelles, inutiles ou ridicules.

---

(1) On arrive quelquefois à un Diagnostic précis par cette méthode qui a reçu le nom de *méthode par Exclusion*.

CHAPITRE SEPTIÈME.

De la Pratique à suivre dans l'art de traiter les maladies.

§ 551.

C'est le Diagnostic des maladies qui seul peut servir de règle à leur thérapeutique. L'affection morbide étant connue dans son ensemble, il en découle naturellement une médication appropriée dans tous les cas où la guérison est possible. Dans les circonstances contraires, c'est encore cette connaissance qui seule peut indiquer les moyens propres à l'adoucir.

§ 552.

La thérapeutique a donc un double but : Guérir les maladies qui sont guérissables, et Soulager celles qui ne le sont pas.

§ 553.

Le Diagnostic ayant conduit à l'*Indication*, la contemplation et le balancement des Phénomènes *Indicants* ou *Contre-Indicants*, et le choix des remèdes *Indiqués* donnent le moyen de la remplir.

§ 554.

Il importe d'examiner avec soin et de déduire par une analyse rigoureuse ces divers principes les uns des autres.

I. *De l'Indication.*

§ 555.

Ce que réclame une maladie curable pour être guérie, et une maladie incurable pour être adoucie, porte le nom d'*Indication* (1).

§ 556.

L'Indication doit être dans tous les cas la conséquence logique du Diagnostic. Elle se distingue en

(1) Cette définition de l'Indication me paraît vague, en cela qu'elle confond l'*Indication* elle-même avec le moyen *Indiqué*. Ce que réclame une maladie pour être guérie, c'est un *remède* et non pas une *indication*. L'opération de l'esprit par laquelle on arrive à la connaissance de ce moyen indiqué, de ce remède, constitue l'*Indication*. L'Indication est donc le résultat du jugement que le Médecin porte sur ce qu'il doit faire dans un cas de pratique donné. Elle n'est qu'un signe *indiquant* ce qu'il y a à faire. L'Indication se puise aux mêmes sources que le Diagnostic, et elle a avec lui des rapports si intimes, qu'on peut dire qu'elle en est la conséquence forcée. Celui-ci n'a pas pour but seulement de donner un nom déterminé à une maladie, ni de la classer dans des cadres nosologiques convenables; son but essentiel, pratique, est de spécifier ce qu'il y a à faire pour guérir la maladie ou pour la soulager, c'est-à-dire de formuler les indications.

Curative et en *Palliative*, c'est-à-dire en celle qui a pour but de rétablir parfaitement et complètement la santé et en celle qui ne pouvant pas arriver jusque-là, soutient la vie des malades, la prolonge, tempère et adoucit les symptômes les plus pressants et les plus cruels.

§ 557.

Du moment où les indications reposent principalement sur la possibilité ou l'impossibilité d'anéantir la cause de la maladie, il serait plus convenable de donner aux premières le nom d'*Indications Directes*, et aux secondes celui d'*Indications Indirectes*.

§ 558.

L'Indication Directe et la méthode thérapeutique qu'elle comporte n'est applicable que dans les circonstances suivantes : 1° lorsque la cause morbide est entièrement connue; 2° lorsqu'elle est telle, qu'il n'est pas possible de l'enlever ou de la neutraliser entièrement ; 3° lorsqu'elle n'a pas entraîné des altérations permanentes qui peuvent être considérées comme une maladie secondaire, ou qui du moins contribuent toujours à prolonger beaucoup la première.

§ 559.

Cette triple circonstance est indispensable pour qu'il puisse exister une Indication Directe. Ainsi, un homme mange des champignons vénéneux et est pris aussitôt de Fièvre et de Délire. La cause de cet accident est bien connue et la substance empoisonnée peut être enlevée promptement et définitivement par le Vomissement. L'Estomac débarrassé, il ne reste, en effet, plus rien, et la santé complète est dès-lors rétablie par suite de l'action thérapeutique Directe.

§ 560.

On voit évidemment par là, que les moyens thérapeutiques qui servent à remplir l'indication Directe, et qui portent le nom *d'Indiqués*, sont ceux qui s'opposent directement à la cause morbide. Hippocrate avait déjà formulé ce précepte en disant : « La plénitude exige l'évacuation, l'évacuation la plénitude, la fatigue le repos, le repos la fatigue ; la médecine se fait par les contraires, et son but est de donner ce qui est en défaut et d'enlever ce qui est en excès. Celui qui remplit le mieux ces conditions, doit être considéré comme le meilleur médecin. »

§ 561.

Mais la pratique présente rarement des cas où il est possible d'invoquer le secours d'une thérapeutique Directe, parce qu'il est rare de trouver réunies les trois conditions que nous avons signalées comme indispensables pour cela.

§ 562.

Ceux d'entre les modernes qui fondent la pratique

sur le système de l'incitabilité n'entrent pas dans ces considérations, et le mal reconnu, ils prétendent avec suffisance, que toute excitabilité morbide doit être attaquée Directement. Que les causes soient conjecturales ou obscures dans leur action, comme il arrive dans les maladies Contagieuses; ou qu'elles aient produit des altérations locales qui peuvent être considérées comme des causes secondaires, comme dans la Phthisie ulcéreuse ou dans l'Hydropisie, ils ne s'en occupent en aucune façon, et ils n'y voient pas de raison pour modifier leurs procédés.

§ 563.

L'*Indication Indirecte* et la méthode thérapeutique qui la constitue n'est au contraire applicable qu'aux cas suivants : 1° lorsque la cause morbide est tout-à-fait inconnue, ou bien qu'elle est seulement soupçonnée et qu'on ignore son mode d'action ; 2° lorsque étant connue, elle est de telle nature, qu'elle doive résister à tous les efforts de la thérapeutique, comme il arrive dans la Gravelle ou le Calcul, dans la Fièvre Varioleuse, etc.; 3° lorsque la cause première, connue et amovible, a déjà produit des altérations permanentes qui constituent une maladie organique secondaire. C'est ce qui arrive dans les plaies par Armes à feu : les projectiles, bien qu'enlevés, laissent à leur suite des hémorrhagies, des suppurations, etc., qui ne peuvent être directement détruites.

§ 564.

L'Indication Indirecte est *Empirique* ou *Rationnelle*. En pratique, c'est leur combinaison qui donne les plus sûrs résultats.

§ 565.

L'*Indication Empirique* trouve son application dans les cas où la nature et la cause de la maladie sont inconnues : elle consiste dans l'adoption de pratiques dont l'expérience a démontré l'utilité dans les circonstances analogues, et elle s'exerce presqu'en dehors de tout raisonnement. C'est de cette manière qu'on traite la Syphilis par le mercure, et le Scorbut par les acides végétaux.

§ 566.

L'*Indication Rationnelle* doit cependant toujours diriger autant que possible l'indication Empirique.

§ 567.

L'*Indication Rationnelle Indirecte* est celle qu'on emploie alors que, ne pouvant pas attaquer directement la cause morbide, on cherche seulement à conserver la vie, à la prolonger et à adoucir l'amertume des souffrances : elle est ou *Vitale* ou *Symptomatique*.

§ 568.

L'*Indication Vitale* s'attache à connaître et à étudier avec soin l'Etat général de la vie et des forces du système : elle a pour but de les délivrer quand elles sont opprimées, de les diminuer quand elles sont exaltées outre-mesure, de les relever si elles sont affaiblies, de les exciter si elles sont épuisées, enfin, de les soutenir seulement et de favoriser leurs efforts conservateurs, lorsqu'on voit qu'elles peuvent suffire aux éventualités futures. Ce dernier procédé constitue la méthode *Expectante*. Par lui, on gagne au moins du temps et l'on conserve la vie du malade, jusqu'au moment où les causes délétères, épuisées par leur durée, ou vaincues par la puissance de la nature, ont cessé d'agir.

§ 569.

L'*Indication Symptomatique* n'a d'autre but que celui de calmer les symptômes violents, dangereux ou pénibles. On peut l'atteindre : 1° en corrigeant la direction vicieuse et la distribution inégale des forces de la vie ; 2° en diminuant ou réparant autant que possible les altérations matérielles locales ; 3° en amoindrissant les Epiphénomènes, ces symptômes parasites qui n'appartiennent pas essentiellement à la maladie, mais qui en augmentent toujours l'intensité ; 4° en préservant le corps entier ou seulement quelques organes, de l'influence funeste des causes morbifiques que l'on ne peut détruire, ou du moins en neutralisant autant que possible leur impression et leurs effets.

§ 570.

Il est évident que cette indication symptomatique renferme l'indication vitale.

§ 571.

Les médecins ne sauront jamais, en Pratique, remplir convenablement les unes ou les autres, s'ils n'ont pas étudié profondément les principes de la Thérapeutique générale.

§ 572.

Je vais énoncer succinctement les règles qui doivent diriger le Clinicien dans la formation des Indications.

§ 573.

Les sources des Indications comme celles du Diagnostic, fournissent des certitudes très diverses, suivant leur nature. Il n'est pas toujours possible de formuler des indications complétement vraies, ni par conséquent, complétement *Sûres :* souvent elles sont *Hypothétiques* ou *Douteuses*. Il faut, autant que possible, s'appliquer à obtenir celles qui prennent leur origine dans l'Empirisme Raisonné.

§ 574.

Qu'on se garde toujours des Indications trop précipitées. Il est des médecins qui les formulent alors qu'ils ont à peine eu le temps de voir le malade et de l'entendre parler. La prudence exige qu'on ne les établisse qu'à *posteriori*, en suivant la filière des inductions logiquement enchaînées. L'on comprendra le danger des raisonnements faux, quand on saura que la thérapeutique toute entière des maladies repose exclusivement sur les Indications.

§ 575.

Dans les cas douteux ou indéterminés, il ne faut jamais s'arrêter à des Indications héroïques. Le premier soin et le premier devoir du médecin, sont de ne pas nuire ; et lorsqu'il n'y a point de péril en la demeure, il faut s'en tenir à une sage expectation, durant laquelle les indications peuvent se manifester avec éclat.

§ 576.

Il ne faut jamais s'attacher obstinément à celles que l'on a d'abord établies. Il est d'un homme sage de changer de détermination toutes les fois que la raison l'exige, et de ne pas persister dans ses erreurs, par une fausse honte.

§ 577.

Qu'on se préserve cependant de l'excès contraire ; il n'y a que les esprits mobiles et perpétuellement incertains, qui modifient les indications sans motifs légitimes.

§ 578.

Le traitement qui se rapporte à la maladie doit toujours être distingué avec soin de celui qui se rapporte au malade. Il arrive que la thérapeutique de la même affection se règle d'après des indications très diverses, suivant les sujets et relativement à l'âge, au sexe, aux habitudes, aux idiosyncrasies et à plusieurs autres circonstances individuelles.

§ 579.

Dans les maladies composées, les indications doivent être fournies par chacun des éléments composants.

§ 580.

Que le Médecin ne se laisse jamais séduire par le nom de la maladie, souvent fort mal choisi, et qu'il ne croie pas qu'il suffit qu'une fièvre porte le nom d'Intermittente, pour qu'il faille donner du quinquina, ou qu'une hydropisie existe, pour qu'il soit urgent de recourir aux diurétiques. De telles pratiques constituent l'Empirisme dans ce qu'il a de plus aveugle et de plus dangereux.

II. *Des Phénomènes Indicateurs.*

§ 581.

Si l'Indication n'est autre chose que la réunion de tout ce qui est nécessaire pour guérir une affection donnée, il est clair que la réunion des phénomènes qui constituent cette dernière, sont les motifs sur lesquels le Médecin se fonde pour adopter une thérapeutique convenable, c'est-à-dire conforme aux indications formulées. En langage classique, ces phénomènes sont appelés *Indicateurs*, parce qu'ils indiquent comment, et avec quels moyens, une maladie curable peut être guérie, et une maladie incurable soulagée. Mais il est inutile et superflu de séparer les phénomènes Indicants d'avec l'Indication elle-même qu'ils constituent.

§ 582.

C'est d'après une fort vicieuse théorie, qu'on a voulu réserver le nom d'*Indicants* aux symptômes morbides seuls. Il est en dehors d'eux des circonstances nombreuses et graves qui concourent puissamment à indiquer les moyens thérapeutiques : suivant nous, les prédispositions du malade, et les causes de la maladie, doivent passer, à ce point de vue, avant les symptômes eux-mêmes.

III. *Des Phénomènes Contre-Indicateurs.*

§ 583.

Il arrive quelquefois que les indications sont contraires, c'est-à-dire que les remèdes utiles à un point de vue, peuvent être nuisibles sous un autre rapport.

§ 584.

Les phénomènes qui ne sauraient s'accommoder des moyens qui conviennent à ceux placés à côté d'eux, et qui réclament des secours spéciaux, quelquefois contraires aux précédents, ces phénomènes sont dits *Contre-Indicateurs*. Il importe de ne point les négliger dans le traitement des maladies. De leur rapprochement et de leur opposition, il résulte fréquemment une Indication neutre.

§ 585.

On peut dire, à la rigueur, que toute maladie exigeant une thérapeutique particulière, il n'existe pas de contre-indications. Il n'est pourtant pas rare de rencontrer des phénomènes en opposition les uns avec les autres, de telle sorte, que ce qui est nécessaire pour combattre les uns, soit inutile ou nuisible à l'égard des autres. Ces rapports constituent à vrai dire les contre-indications. Ainsi par exemple, si après un repas trop copieux, un malade éprouve de la pesanteur dans l'estomac, des nausées, des vomissements spontanés, etc., l'Émétique est le remède indiqué; mais pourtant, l'existence d'une Hernie, de l'Epuisement sénile, de la Grossesse, etc., s'opposent quelquefois à l'emploi de ce moyen, et constituent de véritables contre-indications à son emploi.

§ 586.

On a souvent dit que ces divisions n'étaient que des subtilités scolastiques ; cependant le travail mental analytique qu'elles exigent, est loin d'être inutile, et il n'est pas de circonstances où il ne soit du plus grand intérêt, d'avoir égard aux contre-indications. Par leur secours, le Médecin s'élève beaucoup plus sûrement à la détermination des indications réelles, et à la connaissance des moyens indiqués.

IV. *Des Moyens Indiqués.*

§ 587.

Les moyens thérapeutiques à l'aide desquels le Praticien atteint le but qu'il se propose, c'est-à-dire remplit les indications établies, portent le nom d'*Indiqués.* Si par exemple il existe une indication au vomissement, l'Ipécacuanha ou l'Emétique qui peuvent la remplir sont, dans ce cas, les remèdes *Indiqués.*

§ 588.

Le choix des moyens de cette espèce doit être réglé conformément aux principes suivants.

§ 589.

En premier lieu, ils doivent répondre *pleinement à l'Indication et la satisfaire tout entière.*

§ 590.

Le degré d'action des remèdes doit toujours être proportionné et convenablement approprié à l'intensité de la maladie; il doit exister entre eux un rapport légitime, non-seulement de qualité, mais encore de quantité. Il importe que la thérapeutique ne soit ni en dessus, ni en dessous de la maladie: en dessous, elle demeure impuissante; en dessus, elle peut déterminer des accidents morbides de nature opposée à ceux qu'on veut guérir.

§ 591.

Si nous examinons deux moyens thérapeutiques héroïques, la saignée et l'opium, par exemple, nous verrons qu'ils constituent ou des secours inappréciables, ou des instruments de mort, suivant qu'ils sont ou non proportionnés à l'intensité du mal qu'on les destine à combattre.

§ 592.

On peut en dire autant de tous les remèdes énergiques. Entre les mains d'un Médecin inhabile, ils sont aussi dangereux qu'un couteau dans celles d'un enfant. On ne pourra jamais considérer comme véritablement Médecin, que celui qui saura, dans tous les cas, proportionner avec justesse, en quantité et en qualité, les remèdes au mal, diriger convenablement les moments de leur application, et remplir ainsi l'indication d'une manière complète.

§ 593.

Parmi les moyens Indiqués, il faut, autant que possible, s'attacher aux *plus simples*. Les médecins qui ont un remède spécial, une formule complexe, pour chaque indication ou même pour chaque symptôme, sont aussi ridicules que dangereux. En s'éloignant de la sainte simplicité, ils s'écartent aussi trop souvent de la vérité, et ils oublient que dans les remèdes compliqués, l'action réciproque des ingrédients élémentaires, neutralise souvent leur mutuelle influence, et peut rendre les mixtes impuissants.

§ 594.

Pour ce motif, il est de la plus grande importance, une fois les indications établies, de préférer, parmi les moyens indiqués, ceux qui peuvent en remplir plusieurs. La simplicité doit présider à la médication comme à la composition des formules. Je suppose, par exemple, qu'une fièvre se présente avec prostration des forces, diarrhée et sécheresse de la peau, les Vésicatoires pourront combattre tous ces symptômes à la fois et il faudra s'en tenir à eux seuls.

§ 595.

C'est une rare qualité médicale, et une grande

preuve de la connaissance de l'art, que de savoir choisir parmi les remèdes indiqués, ceux qui peuvent agir de manière à porter du secours sur tous les points compromis. Le médecin doit chasser les maladies comme la nature les produit, c'est-à-dire avec simplicité. Plût au ciel qu'il fut possible de l'imiter toujours.

§ 596.

La thérapeutique spéciale, et surtout la pratique, indiquent les règles à suivre, et la conduite à tenir dans les cas particuliers.

§ 597.

Enfin, il faut noter que les moyens qui servent au traitement des maladies se puisent à une triple source : 1° dans la *Pharmacie* ou Matière Médicale ; 2° dans la *Chirurgie ;* 3° dans la *Diététique.*

§ 598.

Dans tous les cas donnés, le médecin doit formuler ces triples secours et indiquer : 1° les Remèdes proprement dits ; 2° les moyens Externes ou Chirurgicaux nécessaires ; 3° la Diète ou le Régime convenables.

I. *Des moyens Pharmaceutiques.*

§ 599.

Les moyens Pharmaceutiques se trouvent dans les

Officines. Après que le médecin a prescrit ceux qui sont indiqués et en a écrit la formule, le Pharmacien les combine ou les prépare, en la prenant pour guide.

§ 600.

Celui qui aborde la Pratique médicale, est supposé connaître, non seulement tous les agents pharmacologiques qu'il ordonne, mais encore les règles qui dirigent l'art de les combiner et de leur donner des formes variées, ce qui constitue l'art de Formuler.

§ 601.

Il faut, dans ce but, ne jamais perdre le souvenir des considérations suivantes :

§ 602.

Une Formule convenablement faite, doit comprendre tout ce qui est nécessaire et rien de superflu. Les remèdes qui la composent, doivent être choisis de manière à ce qu'ils ne se neutralisent pas mutuellement, mais qu'au contraire ils unissent leur puissance pour arriver ensemble au même résultat. Les lois chimiques et pharmaceutiques doivent y être rigoureusement observées ; enfin, il convient que tout en conservant l'intégrité des éléments fondamentaux, la préparation soit aussi agréable que possible, pour que l'estomac ne la rejette pas, ou que la répugnance qu'elle inspire n'oblige pas le malade à la refuser obstinément.

§ 603.

Il faut tonjours préférer les médicaments communs et faciles à préparer à ceux qui sont rares et d'un grand prix ; les indigènes aux exotiques ; les domestiques aux pharmaceutiques.

§ 604.

Rejetant ceux qui sont peu efficaces ou impuissants, on s'en tiendra exclusivement à ceux dont une longue expérience a démontré l'utilité. Il faut, dans tous les cas, recommander l'étude des formulaires propres à chaque nation.

§ 605.

Il importe de déterminer non seulement la forme à donner au remède, et de dire s'il doit constituer une Mixture, une Poudre, etc., mais il est encore indispensable d'en fixer la quantité et le volume, eu égard à la maladie et au malade lui-même. Les uns s'accommoderont mieux de la forme en Gouttes, les autres de la Décoction, etc., etc.

§ 606.

Le malade ne sera point accablé par une multitude de remèdes différents. Le médecin doit être aussi simple dans leur nombre et leur forme, que dans leur choix. Prescrire à la fois une Mixture, une Décoction, des Poudres, des Frictions, un Liniment, etc., c'est fatiguer le patient en pure perte, et l'exposer à une confusion dangereuse. Il convient aussi de ne faire préparer jamais que la quantité nécessaire pour les 24 heures.

§ 607.

Bien que la manière de prendre les remèdes soit jointe à la formule, il ne faut jamais oublier de l'expliquer de vive voix au malade, aux assistants ou aux gardiens; par cette précaution, on évite des erreurs souvent funestes.

§ 608.

Chaque jour, le médecin doit examiner attentivement, goûter et sentir les médicaments préparés: c'est le moyen de constater l'exactitude de la préparation pharmaceutique, et de se garantir de toute irrégularité à cet égard. Cette précaution lui fait voir la quantité qui a été prise, et l'empêche d'attribuer au remède, les changements qui ne dépendent souvent que de la marche de la maladie ou des circonstances particulières.

§ 609.

Enfin, il est désirable, si non pas nécessaire, qu'un médecin sache choisir avec promptitude les moyens à employer, et les formuler avec précision et élégance. La pratique des hôpitaux et les exercices particuliers lui donneront cette habilité. On trouve des exemples des meilleures formules dans les ouvrages de Stork, de Quarin, de Stoll, pour ne parler que de ceux de notre patrie.

2. *Des moyens Chirurgicaux.*

§ 610.

Après les moyens Pharmaceutiques, le Praticien prescrit les moyens Chirurgicaux; les Lavements, Onctions, Fomentations, etc., sont improprement compris dans cette catégorie. Les Vésicatoires, Saignées et autres opérations de cette espèce sont seules du domaine de la Chirurgie.

§ 611.

Il ne faut point oublier certains renseignements indispensables, comme le nombre des vésicatoires et le lieu de leur application ; la quantité de sang à extraire et le vaisseau à ouvrir. Il est utile, dans certains cas, de s'entendre avec le chirurgien qui doit pratiquer ces opérations, et quelquefois il importe d'y assister soi-même.

3. *Des moyens Diététiques.*

§ 612.

Enfin, le Clinicien prescrit la série des moyens qui composent la Diététique; il indique aux assistants le régime que commandent la nature de la maladie et l'état du malade, régime qui contribue souvent beaucoup plus que les remèdes à ramener la santé et à soutenir la vie. De même que les causes délétères pénètrent, dans l'intérieur du corps, par d'autres voies que la bouche, de même aussi les moyens propres à les combattre et à guérir les maladies qui en proviennent, ne doivent pas être introduits seulement par cette ouverture naturelle.

§ 613.

Le Régime comprend et embrasse dans son vaste domaine, tout ce qui est relatif à l'Air, aux Aliments, aux Boissons, à l'Exercice, à l'état de l'Esprit, au Sommeil, à la Veille et aux Vêtements.

§ 614.

Le médecin doit donc indiquer exactement : 1° quelles doivent être les conditions de l'Air par rapport à sa température, à sa pureté, à son état hygrométrique, à son mouvement, etc.; 2° la nature et la quantité des Aliments solides et liquides; 3° la durée et l'espèce d'Exercice ou de Repos, ainsi que les Affections Morales qu'il convient de rechercher ou d'éviter ; 4° la durée du Sommeil ; 5° il recommandera la Propreté du lit et des couvertures, ainsi que le poids de ces dernières ; il dira si les matelas et les couchettes doivent être en plume, en laine, en crin, en paille ; 6° il donnera quelques conseils relativement au Vestiaire, pour qu'on sache quels sont les habits dont on doit se servir, ou ceux qu'il convient d'éviter, comme les liens trop serrés, etc.; 8° enfin, l'usage des Bains rentrant tout-à-fait dans le régime, il indiquera avec un soin proportionné à l'importance de ce moyen, s'il convient ou non d'en user.

§ 615.

Les secours de la Diététique doivent être choisis de telle sorte, qu'ils puissent se coordonner avec les moyens Pharmaceutiques et Chirurgicaux, de manière à ce qu'ils tendent, de concert, vers le but commun. Une association contraire donnerait des résultats dangereux. Cette règle est des plus importantes en Pratique.

§ 616.

En second lieu, dans l'indication de la Diète, il importe d'avoir égard, non pas seulement à la nature du mal, mais à l'état du malade lui-même. Son âge, son sexe, les habitudes de sa vie, les idiosyncrasies qui le distinguent, et par-dessus tout la saison, le climat et les autres circonstances atmosphériques, doivent être prises en grande considération. Les principes généraux qui ont été exposés dans les Institutions sur la Diététique, doivent être modifiés suivant les circonstances et suivant les besoins particuliers des malades.

§ 617.

L'expérience de chaque jour confirmant la réalité de l'action que l'état de l'esprit exerce sur le corps, nous fait voir combien il importe de régler autant que possible l'intensité et la nature des affections pathétiques. Les moyens d'influence morale dont on se sert pour raffermir le courage ébranlé de certains malades, pour calmer la fureur, le désespoir ou l'impatience de certains autres, pour égayer ceux qui sont disposés à la tristesse ou à la mélancolie, pour stimuler les apathiques sont tout-à-fait du ressort de la Diététique. C'est par leur secours que l'on parvient à donner aux patients, cette force d'âme qui aide si puissamment l'action des remèdes, et qui fait quelquefois éviter, par la seule influence d'une volonté ferme, les maladies les plus graves (1).

---

(1) On voit par tout ce qui vient d'être dit dans ce chapitre, que l'auteur n'avait aucune idée des *Méthodes de Traitement* des maladies dont Barthez avait pourtant formulé les principes dès 1778 dans la première Édition de la science de l'homme, qu'il avait appliquées au traitement des Coliques Nerveuses, et qu'il a développées surtout dans la Préface du traité des Maladies Goutteuses, où l'on peut en voir l'exposition détaillée et précise. La Doctrine des Méthodes Thérapeutiques, est un des plus grands services que Barthez ait rendu à la médecine pratique; elle est aujourd'hui et depuis longtemps vulgaire à Montpellier. Elle a pour but de classer, méthodiquement, tous les procédés ou moyens de gué-

CHAPITRE HUITIÈME.

De la pratique à suivre dans l'art de former le Pronostic.

§ 618.

Dès que le médecin a établi le Diagnostic de la maladie qu'il observe, et qu'il a indiqué les moyens

rison dont il est possible de faire usage, dans un cas donné, pour remplir, sans confusion, les indications qui se présentent. Une énumération arbitraire des faits relatifs au traitement d'une maladie, ne les rend pas aussi utiles, que lorsque ces mêmes faits sont liés entre eux par des méthodes de telle ou telle classe, qui ont été bien conçues et justifiées par l'expérience. Ces méthodes qui, dans leur formation comme dans leur application, ont pour but de discerner et de rendre salutaires les mouvements de la nature, spontanés, provoqués ou corrigés, sont au nombre de trois : 1° les *Méthodes Naturelles* qui consistent à seconder les mouvements spontanés, réglés et salutaires de la force médicatrice ; 2° les *Méthodes Analytiques* que l'on oppose aux complications des maladies simples, aux combinaisons d'affections essentielles et qui se rapportent au degré de force et d'influence réciproque qu'ont entre eux les divers éléments qu'il s'agit d'attaquer directement et individuellement, par des moyens proportionnés à leur nature ; enfin, *les Méthodes Empiriques* qui, fondées sur la connaissance des médicaments qui ont eu du succès dans les cas analogues, servent dans ceux où les Eléments de la maladie thérapeutiques réclamés par les indications actuelles, il doit songer à prévoir les changements successifs auxquels elle est exposée, et son issue probable, c'est-à-dire qu'il doit formuler le *Pronostic*. Cette opération de l'esprit doit être renouvelée chaque jour. Il ne suffit pas, en effet, de connaître le passé, ni le présent d'un état morbide, il importe encore, au plus haut degré, d'en pénétrer la destinée.

§ 619.

La connaissance des évènements futurs est à la fois un sujet de satisfaction et un moyen de contrôle. Elle sert, en outre, à graduer l'énergie des moyens thérapeutiques et à indiquer la direction à donner au traitement. Enfin, elle satisfait la légitime curiosité des personnes qui entourent le malade, et elle permet à ceux-ci de songer aux dispositions spirituelles et domestiques. Pour tous ces motifs, le médecin doit formuler le Pronostic et le consigner sur des tablettes, pour le mettre, plus tard, en présence des évènements et juger ainsi de sa valeur.

---

ne sont pas nettement déterminés, comme dans ceux où la tendance perverse des mouvements naturels est évidente. Ces méthodes diverses du traitement des maladies sont le véritable *Fil Médicinal* tant désiré par Bâcon; elles ont imprimé à la thérapeutique de Montpellier, qui leur doit ses plus grands succès, un caractère qui lui est propre. Je renvoie le lecteur désireux d'en connaître les détails à la remarquable *Exposition de la Doctrine Médicale de Barthez*, par M. Lordat, p. 293.

§ 620.

Il n'est rien dans la pratique de plus difficile ou de plus dangereux que le Pronostic. La réputation dépend de sa justesse dans bien des circonstances, et les jeunes médecins doivent toujours l'établir, avec la plus grande réserve.

§ 621.

Il en est qui, dans touts les cas, même dans les maladies les moins dangereuses, croient utile à leurs intérêts, d'annoncer une issue fâcheuse, pensant que l'on vantera leur prévoyance si le malade meurt, et leur habileté s'il guérit. Mais de tels subterfuges sont indignes de notre profession : c'est par la voie la plus droite qu'il faut toujours arriver à la renommée. D'ailleurs, les assistants ou les malades eux-mêmes ne sont pas longtemps dupes de tels artifices; ils peuvent eux aussi apprécier, jusqu'à certain point, la nature du mal et en prévoir la solution. Une pusillanimité déraisonnable de la part du médecin peut l'exposer au ridicule.

§ 622.

Il est donc nécessaire d'indiquer, avec tout le soin possible, les moyens de donner au Pronostic de la certitude et de l'utilité pratique. La Pathologie générale signale quelques règles à cet égard, la Nosologie spéciale en détermine quelques autres, mais les principales ne s'aperçoivent qu'au lit des malades.

§ 623.

Constatons, en premier lieu, que les sources du Pronostic sont la Raison et l'Expérience. A ce point de vue, il est donc ou *Rationnel* ou *Empirique*. Le premier ne s'éclaire que du flambeau des principes pathologiques, le second, invoque l'appui de l'analogie en l'absence des renseignements de la première origine.

§ 624.

Le Pronostic en Pathologie, comme en toute chose, s'occupe de prévoir à la fois les Evénements nécessaires et les éventuels (éventuels proportionnellement à la faiblesse de notre intelligence), c'est-à-dire ceux dont la connaissance incomplète ne permet pas d'indiquer, d'une manière positive, l'arrivée. Ces derniers sont ou probables ou tout-à-fait douteux. Ainsi le pronostic pathologique peut être *Certain* ou *Incertain*, *Probable* ou *Douteux*.

§ 625.

Et comme toute affection morbide ne saurait présenter d'autre terminaison que celle *du Retour à la santé, de la Mort* ou de la *Conversion en une autre maladie*, le pronostic aussi ne peut avoir d'autre but que celui d'annoncer l'une ou l'autre de cette triple solution.

§ 626.

C'est en cela que consiste tout l'art du pronostic, à savoir : que le médecin guidé par la raison, ou entraîné par l'expérience, précise la terminaison d'une maladie donnée, et annonce d'une manière certaine, probable ou douteuse, ce qu'on doit craindre, ou ce qu'on peut espérer (1).

DU PRONOSTIC RATIONNEL.

§ 627.

Le Pronostic est dit Rationnel, alors que la Prédiction se fonde sur les véritables principes de la Pathologie et sur les inductions qui en découlent.

§ 628.

Il se puise aux mêmes sources que le Diagnostic, et ils sont unis à tel point, que la certitude du premier dépend entièrement de celle du second. C'est pour cela que certains modernes ont pu

(1) D'après ce que j'ai dit à la note 2 du § 483, il est clair que le Pronostic a des limites plus étendues. Il ne se borne pas seulement à prédire la Vie ou la Mort, mais il signale et il fait pressentir à tout instant, les événements successifs des maladies. Il doit être considéré comme un phare qui marche au-devant de l'indication pour l'éclairer.

proposer d'établir le Pronostic avant le Diagnostic, et qu'Hippocrate a pu dire (*De Præsag.*) : que celui qui peut le mieux prévoir l'avenir dans une maladie, est celui qui le mieux peut la guérir.

§ 629.

La contemplation successive de chacun des phénomènes constitutifs d'une maladie, ne suffit pas plus à former le Pronostic, qu'à en déterminer le Diagnostic. Pour l'un comme pour l'autre, il importe d'embrasser l'affection morbide dans son ensemble, et d'étudier avec soin toutes les circonstances qui s'y rattachent. Pour l'un comme pour l'autre, il est nécessaire d'examiner attentivement les Prédispositions, les Causes, les Symptômes, leur Succession, et de connaître la Nature, la Forme, le Stade et l'Intensité de la maladie.

§ 630.

La connaissance des Prédispositions du malade importe au Pronostic en cela qu'elle indique : 1° comment ses forces ont supporté les affections morbides dont il a été atteint ; 2° jusqu'à quel point elle favorise l'action des causes nuisibles ; 3° quelle est la disposition relative de chacun des organes ; 4° jusqu'à quel point les lésions organiques peuvent demeurer latentes. Ainsi donc, de même qu'il importe de connaître le sexe, l'âge, l'état général du corps, les maladies antérieures, pour fixer le Diagnostic, de même aussi ce n'est que par le secours des mêmes renseignements que l'on arrive à formuler le Pronostic.

§ 631.

Le Pronostic le plus certain se déduit de la connaissance *des Causes* de la maladie, par la raison que ce sont elles qui assignent le mieux sa nature. Il importera donc d'établir : 1° si l'affection doit être rapportée à une ou plusieurs causes ; 2° si l'action de ces dernières a été modérée ou énergique ; 3° si elles peuvent être ou non détruites ; 4° si leur mode d'action est occulte ou évident ; 5° si elles ont ou non altéré les parties sur lesquelles elles ont agi ; 6° si elles sont complétement inconnues.

§ 632.

Enfin, dans toute circonstance, le Pronostic doit prendre en grande considération les symptômes manifestateurs et surtout leur mode de succession.

§ 633.

A ce dernier point de vue, il convient de savoir : 1° si la marche est lente ou précipitée, 2° régulière ou irrégulière.

§ 634.

Les *symptômes* ne déterminent pas seulement la forme de la maladie ; par leur rapprochement des causes, ils contribuent à préciser son intensité, et ils peuvent par conséquent servir beaucoup à indiquer le danger réel. Leur existence mérite donc la plus sérieuse attention.

§ 635.

Ils doivent être étudiés sous le rapport de leur Gravité, de leur Intensité, de la Sphère de leur action, de leur Nombre, de leur Ténacité.

§ 636.

La Gravité des symptômes se calcule d'après l'usage et l'importance des organes compromis, ainsi que d'après le mode d'altération de leurs fonctions. C'est ainsi que la Palpitation du cœur est plus grave que la Claudication, par cela que les mouvements de cet organe importent beaucoup plus à la vie que ceux de la cuisse (1).

(1) Les symptômes en eux-mêmes, et dégagés de toute considération sur les causes qui les ont produits, ne peuvent conduire qu'à des appréciations ou nulles ou dangereuses. L'auteur nous en donne ici un exemple bien saisissant. Il est incontestable que les mouvements du cœur sont beaucoup plus nécessaires à l'entretien de la vie que ceux de la cuisse; mais il ne s'ensuit pas qu'une Palpitation doive être, dans tous les cas, un symptôme plus grave qu'une Claudication. Il y aura une disproportion en sens inverse, si la Claudication tient à une altération organique des parties qui composent l'articulation coxo-fémorale, par exemple, à une tumeur blanche liée au vice scrophuleux, et que la Palpitation ne provienne que d'une émotion passagère. On voit par là, combien il importe d'introduire dans le problème Clinique, d'autres données que la contemplation pure et simple des symptômes et de leur siège.

§ 637.

Leur Intensité se déduit du degré de violence ou du mode de l'altération fonctionnelle. Ainsi celui qui respire deux fois plus vite qu'un autre, a une dyspnée deux fois plus intense, et, toutes choses égales d'ailleurs, deux fois plus dangereuse.

§ 638.

Leur Etendue est indiquée par le nombre des organes qui sont compromis dans la même affection : la Paralysie d'une cuisse est beaucoup moins dangereuse qu'une Paraplégie.

§ 639.

Leur Nombre signale un danger d'autant plus grand, qu'il est plus considérable. Il est des médecins qui ont attaché tant de valeur à cette circonstance, qu'ils font consister la Malignité dans la réunion d'un grand nombre de phénomènes morbides (1).

§ 640.

Enfin, leur *Ténacité*, leur longue durée, indiquent

(1) Le nombre des symptômes en lui-même n'indique rien, ou plutôt quelquefois il indique contrairement à ce qui est avancé par l'auteur dans cet article : témoin ce qui se passe dans certaines maladies Nerveuses. Du reste, l'accablement et le danger qui résultent de la multiplicité des symptômes, sont tout-à-fait distincts de ceux qui sont le caractère de la Malignité.

une gravité beaucoup plus grande que leur disparition rapide : témoin ce qui se passe dans certains Délires, dans certaines Convulsions.

§ 641.

Il résulte de tout ce que je viens de dire, que la contemplation attentive des symptômes, qui révèle tantôt les altérations diverses des forces, tantôt le nombre, la gravité, le siége des lésions matérielles, peut être du plus grand secours pour former le Diagnostic, et pour asseoir les bases du Pronostic. C'est ce que les livres Hippocratiques ont très bien indiqué.

§ 642.

Au reste, tout ce qui a été dit du Stade des maladies relativement au Diagnostic, peut être répété par rapport au Pronostic. L'histoire Anamnestique d'une affection morbide établissant son âge, c'est-à-dire les phases qu'elle a suivies, indique par suite les évolutions qu'elle peut subir encore. C'est ainsi que d'après le stade d'une inflammation, nous pouvons dire que la suppuration doit venir et indiquer si elle est plus ou moins prochaine.

§ 643.

Mais pour donner au Pronostic la solidité nécessaire, il faut encore avoir égard à toutes les circonstances au milieu desquelles le malade se trouve placé, circonstances absolues, comme le climat, la saison de l'année; circonstances accidentelles, comme les affections morales, etc., etc.

§ 644.

Les accidents qui peuvent se développer dans le cours d'une maladie et qu'il est impossible de prévoir, ne permettent jamais d'affirmer qu'elle se terminera heureusement. Ce que la raison préjuge à cet égard, l'expérience le dément fréquemment. Il n'est point rare en effet, de voir les états morbides les moins graves, entraîner la mort par suite de complications inattendues, ou d'accidents fortuits. C'est donc avec la plus grande réserve qu'il faut toujours annoncer la guérison d'une maladie.

§ 645.

Pour ce qui est de la mort, il est quelquefois des signes qui l'indiquent avec tant de certitude, qu'il est impossible qu'elle n'arrive pas alors qu'ils se présentent. C'est ce que l'on voit lorsqu'il existe des désordres graves et irréparables dans certains organes directement nécessaires à l'existence.

§ 646.

La mort peut avoir lieu à toutes les époques d'une maladie. Il n'en est pas ainsi du retour à la santé.

§ 647.

Dans les affections qui ne sont pas mortelles, le

Pronostic rationnel indique quelquefois avec certitude leur *changement en d'autres maladies.*

DU PRONOSTIC EMPIRIQUE.

§ 648.

En l'absence des principes pathologiques, qui permettent d'arriver rationnellement à la connaissance des événements futurs, dans un cas de Pratique donné, l'Expérience et l'Analogie fournissent souvent le moyen d'y parvenir. C'est pour cela qu'on appelle *Empirique* le Pronostic de cette espèce. Il est à la portée de toutes les personnes qui voient beaucoup de malades, alors même qu'elles n'ont aucune connaissance médicale. Telles sont les Prêtres, les Infirmiers, les Accoucheuses, etc. Les Médecins ne doivent pas absolument le dédaigner.

§ 649.

Parmi les signes Empiriques, il en est quelques-uns de si généraux, qu'ils s'appliquent presque à toutes les maladies. C'est ainsi que la face hippocratique, une sueur froide et gluante, etc., sont toujours de mauvais augure. A l'inverse de ceux-là, il en est d'autres qui se rapportent exclusivement à certaines affections morbides déterminées. Ainsi, l'hémorrhagie par les oreilles est mortelle dans la phrénésie, et la surdité est de bon augure dans le typhus. Ces phénomènes pronostics spéciaux, que la nosologie indique, doivent toujours être recherchés avec soin au lit des malades.

§ 650.

Je répéterai ici ce que j'ai déjà dit plusieurs fois, à savoir : que la connaissance d'un seul phénomène ne peut pas plus éclairer le Pronostic que le Diagnostic. L'un et l'autre doivent être fondés sur l'ensemble des circonstances qui constituent la maladie.

§ 651.

C'est donc à la réunion de tous les détails d'un fait pathologique, que le Pronostic Empirique demande sa certitude. Elle est d'autant plus grande, qu'ils sont plus complets.

§ 652.

Le danger existe, toutes les fois que l'on rencontre des circonstances que l'expérience indique comme entraînant habituellement des suites fâcheuses. Il est toujours proportionné à leur nombre.

§ 653.

Il est *Très Évident*, dans les cas que l'expérience signale comme ne s'étant presque jamais terminés heureusement, par exemple l'hydrophobie communiquée par un chien enragé.

§ 654.

Il est seulement *Probable*, dans ceux où le nombre

des victimes est égal à celui des malades sauvés. Cette probabilité a plusieurs degrés. Elle n'est pas la même dans une Fièvre pestilentielle maligne, dans la Variole, dans l'Angine Couenneuse, dans la Phthisie pulmonaire, etc.

§ 655.

Il est toujours d'autant moindre, que les bases sur lesquelles il s'appuie sont moins solides. Ainsi, le danger est peu probable, dans les cas où l'expérience fait voir qu'il y a plus d'individus qui guérissent, qu'il n'y en a qui meurent, comme dans la Péripneumonie ou l'affection Vénérienne.

§ 656.

A plus forte raison, aucune apparence de péril ne saurait exister, dans ceux où l'on ne voit jamais arriver de fâcheux évènements, comme le coryza.

§ 657.

Cette manière d'établir le Pronostic est beaucoup trop générale. Elle ne peut conduire à des résultats précis, qu'en appelant à son aide les données fournies par l'examen attentif de toutes les circonstances qui se rapportent à l'espèce morbide dont il s'agit, et au sujet qui en est atteint. Sans cela, elle demeure dans les limites du plus aveugle Empirisme.

§ 658.

Par le procédé que je viens de signaler, on arrive

non-seulement à prévoir l'issue de la maladie, en ce qui regarde la vie ou la mort, mais encore toutes les transformations dont elle est susceptible, et même certaines manifestations symptomatiques, qui peuvent se produire sous l'influence d'un *Effort Posthume*, comme il arrive quelquefois dans la Fièvre Varioleuse (1).

DE QUELQUES RÈGLES RELATIVES A L'ART DE FORMER LE PRONOSTIC.

§ 659.

Il importe de recommander aux jeunes médecins qui abordent la pratique, l'observation des règles suivantes relatives au Pronostic.

§ 660.

Première règle. — Ce n'est que dans les cas où l'événement est nécessaire, infaillible, que l'on doit formuler un Pronostic assuré. De même qu'on peut annoncer avec certitude que le soleil se lèvera demain, de même aussi dans certaines blessures graves, on peut prédire que la mort doit être immanquable.

---

(1) Par l'expression de *Posthuma mala*, dont l'auteur se sert ici, il veut indiquer sans doute ces phénomènes rares, mais incontestables, qui ont été observés dans quelques circonstances sur les cadavres. Ainsi, M. Chancarel, de Bordeaux, a publié en 1840 un fait bien remarquable d'Éruption variolique survenue chez un enfant treize heures après la mort. Dans la savante compilation

§ 661.

Deuxième règle.— Dans toute autre circonstance, et lorsque l'issue n'est que probable ou douteuse, c'est avec prudence qu'il faut parler de l'avenir. Il convient de retarder jusqu'au dernier moment toute affirmation à cet égard. Interrogé, le médecin doit répondre que le danger est ou probable ou douteux. Dans les cas même peu graves, la guérison ne doit être annoncée comme certaine, qu'avec cette réserve, qu'il n'arrivera aucun accident imprévu. D'ailleurs, il est toujours sage de n'établir le Pronostic que relativement à l'état présent du malade.

---

de Garman *, on trouve des faits très nombreux du même ordre. Ainsi, l'on a vu les cheveux, les dents et les ongles pousser; des accouchements se faire; des sueurs, des hémorrhagies, etc., etc., survenir sur des cadavres. Ces phénomènes qui ont été considérés par le Public comme des miracles, ne sont, pour les vrais médecins, que des accidents *Catalytiques*, qui tiennent à ce que la mort, c'est-à-dire l'anéantissement irrévocable de la force vitale, n'est pas encore arrivé chez les sujets qui les présentent. La mort est un phénomène complexe, susceptible d'une histoire très détaillée, et l'auteur a voulu mettre en garde ses lecteurs contre des préventions qui tendraient à leur faire considérer comme miraculeux, tout ce qui s'accomplit depuis l'instant où la Mort commence à être apparente, jusqu'au moment où elle est irrévocable, c'est-à-dire depuis le *Trépas* jusqu'à la cessation définitive de la vie.

* *Christianus Fredericus Garman. De miraculis mortuorum.* Lib. III, in-4°, 1670.

§ 662.

Troisième règle. — La Prévision doit être bornée aux événements du lendemain ou du surlendemain, en s'abstenant de chercher ce qui arrivera dans plusieurs jours ou dans plusieurs semaines. Il est beaucoup plus facile de prévoir ce qui doit survenir prochainement, que de dire ce qui est dans un avenir éloigné, alors que mille circonstances imprévues peuvent modifier à l'infini les événements. En suspendant son jugement, le médecin gagne du temps, et arrive à l'époque où il lui est possible d'être plus explicite dans ses affirmations.

§ 663.

Quatrième règle. — Il ne faut donc rien affirmer de certain, au point de vue du Pronostic, dans le principe d'une maladie, surtout dans le principe de celles dont le cours est fort variable. Il est des cas cependant où l'on demande une explication précise à cet égard, vu l'imminence du danger ; le médecin doit alors se prononcer avec la plus extrême réserve.

§ 664.

Cinquième règle. — Il n'est presque pas de circonstances où il soit permis d'annoncer au malade lui-même la gravité de la situation dans laquelle il se trouve, de même qu'il n'en est presque pas non plus de celles où il faille la cacher à sa famille. L'agitation d'esprit d'un patient qui connaît le danger qui le menace, ne peut que hâter le moment de sa mort. C'est pour cela qu'auprès du lit des malades, le professeur de clinique doit s'exprimer en langue étrangère, ou que du moins il ne doit formuler sa pensée, au sujet du Pronostic, qu'avec toutes les précautions possibles.

§ 665.

Sixième règle. — Il faut, au contraire, chercher à égayer et à nourrir d'espérance les malades qui sont le plus dangereusement atteints. Cependant, alors que les affaires domestiques ou spirituelles l'exigent impérieusement, il importe de faire fléchir la rigueur de ce précepte.

§ 666.

Septième règle. — C'est pour cela, que le médecin doit consciencieusement conseiller l'accomplissement des devoirs religieux, alors même que les assistants ne le demandent pas; et du moment où il aperçoit un danger réel, il doit prévenir ceux qui peuvent avoir intérêt à ne pas laisser mourir le malade sans qu'il ait manifesté ses dernières volontés.

§ 667.

Tels sont les devoirs qui sont imposés au médecin praticien, et qui doivent gouverner sa conduite, non-seulement à la première visite qu'il fait à un malade, mais chaque jour et à tout instant.

§ 668.

J'ai insisté longuement sur la manière d'examiner un malade, parce que c'est la chose la plus difficile (1) et celle d'où dépend en grande partie la connaissance de la maladie.

§ 669.

Mais il est des circonstances où l'examen détaillé d'un malade, ou du moins les circonstances principales de sa maladie doivent être écrites, soit que l'on

(1) Je ne puis admettre que l'examen du malade, c'est-à-dire le travail qui consiste à recueillir tous les phénomènes qui se passent en lui ou hors de lui, soit ce qu'il y a de plus difficile en clinique. Des sens convenables et convenablement exercés suffisent pour cela. Ce qu'il y a de beaucoup plus difficile que ce labeur presque matériel, c'est le travail de l'esprit qui a pour but de classer et de vivifier tous les éléments plus ou moins épars, plus ou moins enchaînés que fournit l'examen des malades. Cette opération peut seule donner à la première une valeur précise, conduire au Diagnostic, au Pronostic et par conséquent aux Indications thérapeutiques. C'est là le principal écueil, c'est là aussi la principale difficulté.

veuille les communiquer à d'autres médecins, soit que l'on veuille les conserver pour son propre usage.

§ 670.

Il importe donc d'ajouter à tout ce qui a été dit jusqu'ici, quelques considérations sur l'art de rédiger les observations cliniques.

CHAPITRE NEUVIÈME.

De la manière de rédiger l'histoire des maladies.

§ 671.

L'histoire écrite des affections morbides, supplée l'examen direct des malades, et le remplace complètement lorsqu'on n'est pas à portée de les voir.

§ 672.

Il est fréquent d'ailleurs que, dans le cours d'une maladie grave ou de longue durée, le patient désire une consultation ; il est important dès-lors que le médecin ordinaire puisse présenter aux confrères réunis l'histoire fidèle de tous les évènements successifs : et comme la mémoire ne saurait pas toujours lui suffire, il est obligé de fixer ses souvenirs par l'écriture.

§ 673.

Un médecin prudent et consciencieux doit écrire avec exactitude, sur un journal, tous les faits, dignes de remarque, relatifs à ses malades.

§ 674.

On demande souvent, à un médecin ordinaire, des mémoires à consulter, pour les adresser à des professeurs célèbres. Il doit dans ce cas tenir à honneur de ne point présenter des observations incomplètes ou mal rédigées.

§ 675.

Dans l'enseignement clinique, toutes les observations seront prises avec soin, et lues chaque jour en présence du Professeur. Elles doivent renfermer des détails circonstanciés sur l'histoire de la maladie et sur les effets de la thérapeutique employée. Il serait bon de les soumettre ensuite au jugement de la faculté de médecine.

§ 676.

Dans les hôpitaux ordinaires, qui sont convenablement dirigés, on recueille avec soin et on conserve les *Actes Médicaux*.

§ 677.

Enfin, les faits les plus curieux et les plus soigneusement recueillis, sont soumis directement, ou communiqués par écrit, aux hommes éminents, qui fixent leur véritable utilité pratique.

§ 678.

De tout cela, il résulte donc l'évidente nécessité de bien connaître l'art de rédiger les observations médicales.

§ 679.

Le progrès en médecine consiste presqu'entièrement à rassembler le plus grand nombre possible de descriptions exactes et naturelles des maladies. Ce n'est qu'à la condition de présenter des observations rigoureuses qu'on peut faire servir son expérience à l'agrandissement du domaine de l'art. Plût au ciel que les médecins de toutes les époques et de tous les lieux, eussent toujours observé les faits avec la rigueur nécessaire et qu'ils les eussent transmis, utilement commentés, à la postérité. Les observations rédigées avec soin sont les bases fondamentales les plus solides de notre art. Elles ont, à nos yeux, plus de valeur, que les plus fermes axiomes théoriques (1).

---

(1) Sydenham était si convaincu de cette vérité, qu'il disait : *Si morbi cujuslibet historiam diligenter perpensam haberem*,

§ 680.

Nous déplorons que la plupart des médecins se soient beaucoup plus attachés à présenter un grand nombre de faits, qu'à les choisir et à les interpréter convenablement ; il en est bien peu desquels le lecteur attentif puisse retirer quelque fruit. Le plus souvent nous cherchons en vain dans les observations ce qui en devrait faire la base. Nous y rencontrons, tantôt des détails superflus, tantôt au contraire des lacunes impardonnables, et il serait certainement possible de réunir, dans un très petit volume, toutes les histoires morbides réellement utiles.

§ 681.

Il faut donc recommander avec instance aux jeunes

---

*par malo remedium nunquam non scirem adferre.** Je partage complétement l'opinion de ces deux grands cliniciens sur l'utilité des observations bien faites. Mais il ne faut pourtant pas oublier qu'elles ne peuvent être jamais considérées que comme des matériaux indispensables pour la construction de la science ; seules, elles sont impuissantes à la constituer. Et même, au point de vue clinique, avec la description la plus fidèle et la connaissance de la maladie tirée de cette description, on est encore loin de la science pratique que l'exercice peut seul donner. Lancisi, dans une lettre qu'il adressait à Cochi, disait : « La médecine est une sorte de *Prudence*, d'*Expérience*, qu'il est presque impossible d'acquérir autrement que par soi-même.

* Si je connaissais parfaitement l'histoire de chaque maladie, je serais toujours en état de la guérir. (*Thomæ Sydenham. Opera medica. Tom. I, Præfatio, pag.* 10.)

gens de prendre de bonne heure l'habitude de recueillir et de rédiger convenablement les observations, et leur persuader que c'est le moyen le plus sûr d'arriver à cette habileté pratique, que l'exercice perfectionne ensuite de jour en jour.

§ 682.

C'est pourquoi dans la clinique que nous dirigeons, le professeur fait lire chaque jour devant lui, et commente les observations des malades en cours de traitement.

§ 683.

Voici les règles qu'il convient de suivre pour arriver au but que j'ai indiqué.

DES RÈGLES A SUIVRE DANS L'ART DE RECUEILLIR LES OBSERVATIONS.

§ 684.

Première règle. — *Toute Observation médicale droit être vraie.* Les phénomènes constitutifs des maladies doivent être rapportés avec exactitude, et les moyens thérapeutiques signalés avec sincérité. Tout fait qui s'éloigne de la vérité ou qui est exagéré, peut entraîner les plus fâcheuses conséquences, en se prêtant à des applications analogiques, non-seulement inutiles, mais dangereuses.

§ 685.

Les médecins qui racontent ce qu'ils n'ont pas vu

manquent de moralité : la science est bien assez compromise quand ils rapportent ce qu'ils ont mal vu. Ils sont semblables à ces feux-follets, qui conduisent à l'abîme ceux qui ont le malheur de les suivre. Au contraire, les écrivains consciencieux et éclairés, indiquent toujours sûrement le droit chemin.

§ 686.

Les histoires morbides peuvent être altérées de plusieurs manières. Quelques observateurs pour dissimuler leur négligence, d'autres pour soutenir une opinion préconçue, imaginent des faits qui n'existent pas ; il en est qui observent avec paresse, ou qui oublient ce qu'ils ont observé. Ce que l'on remarque surtout dans les écrits d'Hippocrate et de Sydenham, c'est l'honnête candeur qui en fait le caractère et qui, depuis des siècles, est l'objet de notre admiration. Leur amour pour la vérité est tel, qu'ils n'hésitent jamais à faire l'aveu des fautes qu'ils ont commises. Cette sincérité est trop rare.

§ 687.

Seconde règle. — *L'histoire des maladies doit être tracée avec le plus grand soin.* Pour que la description d'un fait morbide soit complète et réellement profitable, il ne suffit pas qu'elle constate seulement l'existence de tous les phénomènes qui le constituent, mais encore qu'elle signale, avec soin, toutes les circonstances qui s'y rapportent et dont la connaissance est nécessaire. Aucun caractère essentiel ne doit y être omis ; tout ce qui se fait pendant le cours entier de la maladie, doit être exactement noté. Il est beaucoup de médecins qui négligent les choses les plus importantes, et qui, par un laconisme mal calculé, ne donnent jamais qu'une idée insuffisante du fait. De là résulte, que le jugement que l'on porte, d'après leurs descriptions, est vague ou incertain. Ce n'est qu'en se fondant sur un grand nombre de données qu'il peut avoir de la solidité.

§ 688.

C'est pourquoi, Sydenham conseille aux Médecins de signaler dans leurs observations tous les phénomènes naturels, même les plus infimes, et d'imiter l'exactitude des peintres qui, pour atteindre la ressemblance, retracent sur les portraits les altérations de la peau et jusqu'aux plus légères taches.

§ 689.

TROISIÈME RÈGLE.— *Malgré ces exigences, l'histoire des maladies doit être simple*, c'est-à-dire ne pas être surchargée de détails inutiles. Non seulement le bavardage ne s'accorde pas du tout avec la nature de l'objet, mais encore il est un obstacle très grave, pour celui qui est obligé de chercher au milieu d'un flux d'inutiles paroles, ce qu'il importe réellement de connaître.

§ 690.

En premier lieu, ne rien dire de ce qui n'existe pas. Toutes les fonctions dont il n'est point parlé, sont considérées comme ne présentant rien d'anormal.

§ 691.

Dans quelques circonstances cependant, et alors même que les fonctions les plus nobles conservent leur intégrité, alors même que la Respiration, la Circulation n'offrent rien d'irrégulier, il est bon de le dire, pour que l'observateur ne puisse pas être soupçonné de négligence ou d'oubli.

§ 692.

Il importe encore d'énumérer avec soin les divers phénomènes de la Convalescence, lorsque la maladie est arrivée à cette période de son cours, et d'en signaler les diverses formes ou les accidents.

§ 693.

On peut regarder comme superflu le soin d'indiquer les noms et surnoms des malades, ainsi que toutes les circonstances de la vie domestique qui ont peu de rapport avec l'histoire de la maladie.

§ 694.

Nous recherchons et louons par dessus tout, cette

méthode qui consiste à ne rien dire de superflu, comme à ne rien omettre d'essentiel. Elle porte avec elle le cachet de simplicité qui est le caractère de la vérité. Les observations qui présentent ces qualités sont seules réellement utiles.

§ 695.

QUATRIÈME RÈGLE. — *La description des maladies doit être purement historique et dégagée de toute hypothèse.* Il n'est rien de plus dangereux que les histoires morbides, où la vérité est obligée de s'accommoder aux opinions particulières ou aux hypothèses favorites de l'auteur. Un tel procédé préoccupe toujours l'esprit des lecteurs, leur donne des opinions erronées et les entraîne à puiser les indications à des sources dangereuses ou impuissantes.

§ 696.

CINQUIÈME RÈGLE. — *Il n'est point mal pourtant d'intercaler des commentaires légitimes dans la description des maladies.* L'historien doit toujours indiquer la raison de ce qu'il entreprend, et signaler les causes qui le déterminent à agir plutôt dans un sens que dans un autre; il doit justifier le diagnostic et les indications qu'il établit.

§ 697.

Mais ces conséquences doivent être logiquement

déduites des faits, et n'avoir aucun point de contact avec tout ce qui est hypothétique. En l'absence de ces commentaires, le lecteur est souvent surpris par la thérapeutique employée, et ne retire pas des observations tout le fruit qu'il pourrait en obtenir.

§ 698.

Sixième règle. — *La méthode la plus convenable pour la rédaction des observations, consiste à suivre l'ordre que nous avons indiqué dans l'examen des malades.* Par ce moyen, on ne néglige rien, et toutes les parties constitutives d'un fait morbide sont unies entre elles par un rapport naturel.

§ 699.

Telles sont les principales règles qui guideront les médecins dans la rédaction des histoires morbides.

§ 700.

Ils doivent toujours se proposer comme exemple, les modèles qu'ont laissés Th. Sydenham, M. Stoll et G. Richter.

FIN.

TABLE DES MATIÈRES DE L'OUVRAGE

ET

DES NOTES DU TRADUCTEUR.

TABLE DES NOTES DU TRADUCTEUR.

—

Pages.

OUVRAGES DU TRADUCTEUR.

Histoire de la Constitution Médicale de l'année 1834.

Essai sur les Palpitations du cœur, in-4°. Montpellier 1834.

De la Spécificité dans les maladies, in-8°. Montpellier 1839.

Observations sur l'action générale des Eaux minérales de La Malou et sur leur utilité dans quelques cas Pathologiques spéciaux, in-8°. Montpellier 1842.

Réflexions sur la Clinique Médicale et sur la manière dont elle doit être enseignée, in-8°. Montpellier 1846.

Compte-rendu des Principaux faits observés à la Clinique Médicale de l'hôpital St-Eloi, in-8°. Montpellier 1846.

De la Distinction qui existe, au point de vue du Diagnostic et du Traitement, entre les maladies Nerveuses et les maladies Organiques avec lesquelles on peut les confondre, in-8°. Montpellier 1848.

Du Diagnostic Médical, de la valeur respective de ses sources et des circonstances qui le rendent Difficile ou Incertain, in-8°. Montpellier 1849.

MONTPELLIER, IMPRIMERIE L. CRISTIN ET C°, RUE DU PALAIS, 36.

www.ingramcontent.com/pod-product-compliance
Lightning Source LLC
Chambersburg PA
CBHW060127200326
41518CB00008B/951

* 9 7 8 2 0 1 9 5 8 1 6 0 2 *